自律神経を整える食事

胃腸にやさしいディフェンシブフード

体質改善コンサルタント
松原秀樹

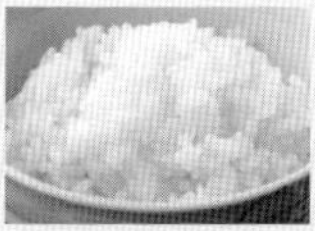

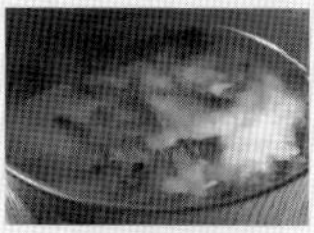

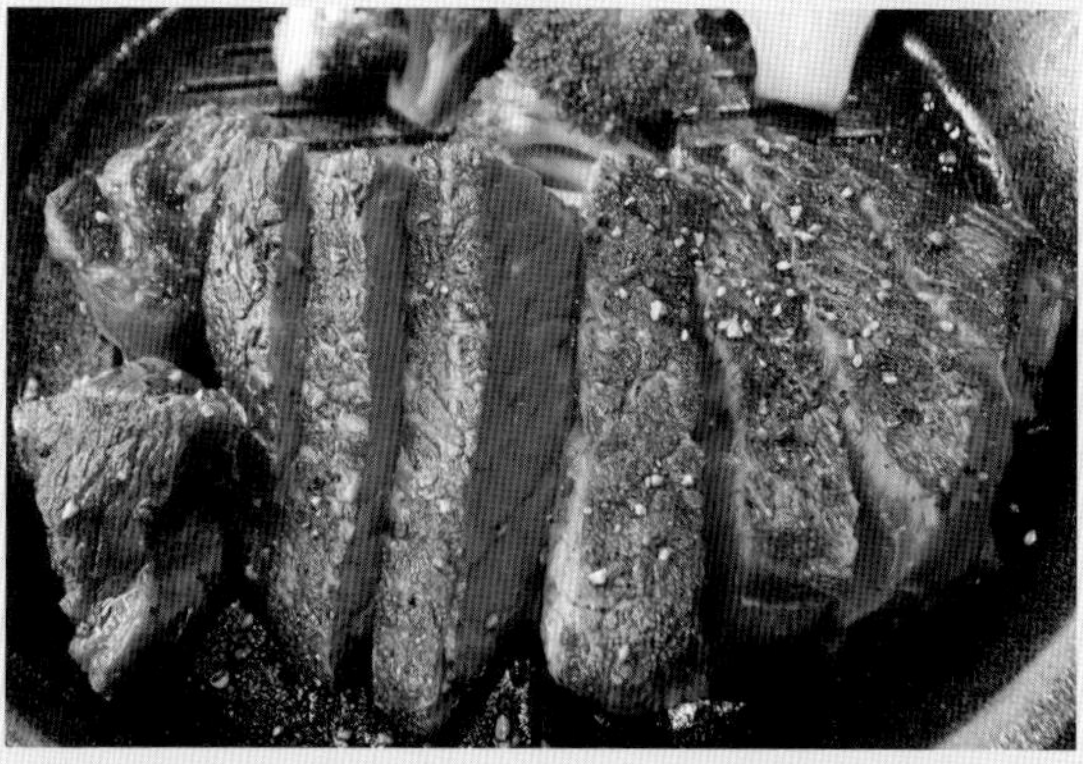

はじめに

24歳のときに、背骨の疼痛《とうつう》で腰かけていることさえつらくなり、一日中重だるくて、体温は35度前後という低体温で真夏でもジャンパーが必要なほどの冷えに悩まされ、貧血、低血圧（上が80、下が50）といった状態になりました。まるで「生きた屍《しかばね》」のような身体でした。それがオイルマッサージによって、わずか一晩で奇跡的に回復しました。その体験から、オイルマッサージを中心にした整体院を28年前に開業しました。

開業と同時に、合気道を習い始めました。「力を使わずに相手を投げ飛ばす秘訣を、整体に使えたら理想的な施術ができる」と確信していたからです。合気道を習得後、大東流合気柔術も習いました。そうして開業して7年後に「合気術」を体得できました。

合気術は大東流合気柔術に伝わる奥義で、『瞬時に相手を無力化する技術』とされています。相手と触れた部位から力を伝えて腰を浮かせてしまうことで、どんな屈強な相手でも投げ飛ばせるのです。そのため合気術は、日本武道最高の極意と言われています。オイルマッサージも合気術を使うと、体重をまったくかけずに腕や肩の力を抜いて行えて、圧が骨まで到達するため筋肉を効率的にゆるめられます。

さらに合気術を使って、骨格を軽く揺らすだけで矯正《きょうせい》する手法を考案しました。それが「開節法」です。合気術のおかげで、足から首や肩をゆるめたり、手から骨盤を動かしたりといったことができます。その不思議さから、多くのお客様から「魔法の手」と称されました。

それから間もなく『腰痛解消！　神の手を持つ12人』（現代書林刊）に掲載されると、「ゴッドハンド」と呼ばれるようになり、全国から多くの患者さんが訪れるようになりました。

私の整体院に訪れる方々は、「病院に行っても良くならない症状」で悩んでいる人たちです。具体的には、腰痛や坐骨神経痛、首や肩のコリや痛み、変形性関節症やリウマチ、冷え性、花粉症やアトピー性皮膚炎、蕁麻疹《じんましん》、気管支喘息《ぜんそく》、便秘や腹部膨満、偏頭痛、生理痛やPMS、抑うつやパニック障害、不眠、生理不順や不妊症、肥満や高脂血症、糖尿病、高血圧、パーキンソン病などと実に多岐にわたっています。

共通しているのは、自律神経の失調です。

自律神経は、交感神経と副交感神経のバランスで成り立っています。交感神経は仕事や運動のときに心身を緊張させる神経系で、副交感神経は食事や睡眠のときに心身をリラックスさせる神経系です。

自律神経のバランスが狂っている人は、みんな首が硬直しています。とくに、首の横にある「胸鎖乳突筋《きょうさにゅうとつきん》」という筋肉が硬直しています。この筋肉の奥には、頸《けい》動脈・頸静脈とともに「迷走神経」が通っています。迷走神経は脳と内臓をつなぐ副交感神経で、その90パーセントは「内臓の状態を脳に伝える神経」です。内臓の状態が悪いと迷走神経が緊張し、胸鎖乳突筋が硬くなります。ですから胸鎖乳突筋を触れば、内臓の状態の良し悪しが分かるのです。

施術で胸鎖乳突筋をゆるめてあげると自律神経のバランスが整って、様々な症状が改善するのです。

施術はたしかに即効性はありますが、持続性はありません。持続性をもたせる秘訣は、「噛《か》み合わせ」と「胃腸」にあります。ですから私は、噛み合わせと胃腸もチェックするようにしています。

噛み合わせが悪い場合は、信頼できる歯科医を紹介するようにしています。

「胃腸は悪くない」と言っている人でも、お腹に手を当てて軽く押してみると、痛い箇所や硬い箇所がある場合が多いのです。つまり、自覚症状はなくても胃腸があまり良くないことが多いのです。

胃腸は食事によって大きな影響を受けますから、「どんな食事をされているのか？」お聞きしています。体調が悪い方は、たいてい次のような食事をしています。

①パンやパスタを食べることが多い。
②野菜や果物をたくさん食べている。
③肉はあまり食べず、豆（豆腐・豆乳・キナコなど）をたくさん食べている。

このような食生活をしていると、どんどん病弱になっていきます。しょっちゅう風邪をひきますし、身体のあちこちが痛いとかだるいとか疲れが取れないとか言っていて、お腹がガスで膨満していて、いつも便秘や下痢に悩まされています。

最近、小麦の弊害は知られてきましたが、豆や果物の弊害はほとんど知られていません。

大豆や小豆などの豆類は、栄養が豊富で身体に良いと信じられています。たしかに栄養も豊富ですが、有害な「毒」も入っているのです。その毒性は、調理しても容易にはなくなりません。

その毒とは「レクチン」で、植物が鳥や虫に食べられないために作る「殺虫成分」です。レクチンを日常的に摂っているとどんどん胃腸が弱くなっていき、腸に慢性炎症がおきることで、全身に様々な症状が引きおこされるのです。

豆にはレクチンのほかにも、腸に悪い成分がいくつか含まれています。

同様に、果物の「果糖」の弊害もほとんど知られていません。果糖を多く摂《と》るほど胃腸が弱くなり、高脂血症や肥満や糖尿病になりやすくなり、早く老化していくのです。

食事の基本となるのが栄養学ですが、「病気を治す」という点では実に頼りないのが現状です。栄養士は、「病気になったときに、どういう食事をすれば治るのか？」という考えはまったくありません。

栄養士は「国が定めた栄養所要量を満たす献立を作る」のが仕事ですから、栄養所要量さえ満たしていればよいと考えています。カルシウムが足りなければ牛乳を加え、ビタミンCが足りなければ果物を加えればいい、といった考えしかありません。そして、身体を悪くする成分（抗栄養素）についてはまったく知りません。

肥満や糖尿病に関しても、カロリーや糖質量しか問題にしていません。

糖尿病の教育入院でも、入院中に出される食事は、パン（小麦）にマーガリン（トランス脂肪）、牛乳（カゼイン・乳糖）に、果物（果糖）などといった腸に悪い食品のオンパレードです。「ご飯は一切食べるな！」といった指導をしている医者もいます。たしかにご飯を食べなければ血糖値は上がらず、ヘモグロビンA1cの値も下がるでしょう。しかし、ずっとご飯を食べないでいると筋肉が減ってしまって膝や腰が痛くなり、満足に歩けなくなります。そして、筋肉が減ると糖の消費量が減って高血糖になりますから、結局は糖尿病が悪化してしまうのです。糖尿病が進まないようにするには筋肉量を増やさなければいけないのに、筋肉量が減ってしまう食事が指導されているのです。

このような栄養学の現状に幻滅した人が向かうのは、マクロビオティックです。玄米菜食を中心にした食思想で、ここから自然医食やフィットフォーライフ、ゲルソン療法などといった多くの自然食流派が生まれました。いずれもマクロビオティックの思想に基づいたもので、未精製穀物、野菜、豆を多く食べ、肉をあまり食べないように提唱しています。

科学的な根拠がないにもかかわらず、未精製穀物と豆と野菜が中心の食生活があたかも万病を治すかのように信じられています。しかし実際には、こうした食事によって胃腸が弱くなり、栄養失調から貧血になり、筋肉が減って虚弱になり、ますます病状を悪化させ、老化を早めてしまうのです。

病気を治すために、栄養学はプラスにもマイナスにもなりませんが、マクロビオティックは明らかにマイナスになるのです。

本書で紹介する『ディフェンシブフード』は、病気を治すためにプラスになる食事法です。ディフェンシブ（Defensive）とは、「防御的な」という意味です。

病気の根本は、「リーキーガット」にあります。リーキー（leaky）は「漏れやすい」、ガット（gut）は「腸」を意味します。ですから、通常「腸漏れ」と訳されています。しかし漏れるというと、何か液体が身体からしみ出てくるイメージがしますから、正しい訳とは言えません。

リーキーガットとは、『腸からタンパク質や細菌が、血液中に侵入すること』です。腸から、アミノ酸に分解されていない未消化なタンパク質が血液に侵入する。あるいは、腸内細菌が血液に侵入する。それによって免疫細胞が過剰に働いて炎症がおきて、全身に様々な病状を引きおこすのです。皮膚の炎症であれ、関節の炎症であれ、脳の炎症（偏頭痛やうつ病）であれ、根本原因はリーキーガットにあるのです。

ですから、腸からのタンパク質や細菌の侵入を防げば、免疫が正常になり、全身の様々な病状が自ずと治癒していくのです。腸からタンパク質や細菌の侵入を「防ぐ」ための食事法が、『ディフェンシブフード』です。

リーキーガットは、欧米の最新研究から明らかになった根源的病因です。

アメリカの栄養研究は、日本よりはるかに進んでいます。アメリカは世界でもっとも早く高度医療を達成した一方で、高額な医療費による経済的破綻をする人が相次ぎました。その悲惨な現実を、マイケル・ムーア監督が『sicko』（２００７）というドキュメンタリー映画で描いています。そのためアメリカは、『病気を治すための食事と栄養』を、〝国家予算で〟医師や栄養学者たちが科学的に研究するようになったのです。

さらにアメリカの国民の12人に1人、女性の9人に1人が「自己免疫性疾患」を患っています。なかでも急増しているのが、「セリアック病」という小腸の自己免疫性疾患です。小腸の慢性炎症によって深刻な栄養失調に陥り、頻繁な下痢と腹痛、体重の継続的な減少をはじめ、偏頭痛や倦怠感、貧血、関節炎、神経障害、うつ病、不妊などといった症状に悩まされます。そんなセリアック病の患者が、アメリカには200万人もいます。そのため、自己免疫性疾患の原因解明にも積極的に取り組んでいます。

そして近年マイクロカプセルによって小腸の内部が調べられるようになり、**「リーキーガットが万病の根源である」**ことが明らかになったのです。

さらに胃腸の専門医たちの研究から、**「過剰な腸内ガスの原因が、小腸で異常増殖した細菌である」**ことも明らかになりました。そして過剰な腸内ガスも、リーキーガットの原因となるのです。

このようなアメリカの栄養と腸に関する文献を、私は12年以上にわたって調べてきました。なぜ、そんなことを調べてきたのかというと、私自身のアレルギー体質や胃腸の虚弱を治したかったからです。

私はアレルギー性鼻炎で小学生のとき耳鼻科に6年間通いましたが、最後に医師から「体質だから治らない」と言われました。中学生になると間もなく慢性胃炎になり、しょっちゅう胃液がこみ上げてくるようになりました。

高校に入ると鼻炎がいっそうひどくなり、花粉症のひどい状態がほぼ毎日続くようになりました。花粉症ならば花粉が飛散する時期だけですが、私の場合は主なアレルゲンがハウスダストでしたから、季節に関係なく一年中でした。

そのため、自ずと自然療法や東洋医学に興味が向いていきました。そして玄米菜食をはじめ、ヨガや断食、漢方薬や鍼灸《しんきゅう》、気功、健康食品、薬膳などを次から次に試しました。西洋医学でも、星状神経節ブロック療法、Bスポット療法（鼻咽腔《びいんくう》殺菌療法）、減感作療法、レーザー治療など、効くと言われているものは何でも試しました。しかし、何一つ効果があったものはありませんでした。

極真空手とウエイトトレーニングで鍛えて治すことも試みました。食事とサプリメントで栄養を十分に摂って、筋肉を増強しようとしました。しかし弱い胃腸が丈夫になることはなく、筋肉や体重が増えることもありませんでした。一応初段は取りましたが、強くなったという実感はまったくありませんでした。

その後もずっと食が細いままでガリガリに痩せていましたし、アレルギーで鼻が詰まりっぱなしでしたから口呼吸をせざるを得ず、毎月一度は扁桃腺が腫《は》れていました。

36歳のとき歯のアマルガムがアレルギーの原因と知って、さっそく除去してもらいました。その途端に鼻が通るようになり、今まで何をしてもゆるむことがなかった胸鎖乳突筋がゆるみました。そしてアレルギーの症状も、一番ひどかったときの1割程度に軽減しました。

あと1割を改善するために、アメリカの栄養学を学び始めました。そして48歳のときに「自然免疫学」を学びました。自然免疫学とは、主に腸のなかの免疫細胞がどんな働きをしているのかを調べている学問です。そして腸管免疫について調べているうちに、リーキーガットについて知ったのです。さらに、リーキーガットの原因を探っていき、リーキーガットの原因となる食品をなるべく食べないようにしました。

すると今まで40年以上、何をしても治らなかったアレルギーがほとんど出なくなり、胃腸も丈夫になって食べられる量が次第に増えていきました。20代の頃にウエイトトレーニングに励んでも増えなかった筋肉と体重が、ナント！　50歳をすぎてから自ずと体重が増えていき、ウエイトトレーニングをまったくしていないにもかかわらず3年間で20キロも筋肉が増えて、筋肉量が70パーセントになりました。

リーキーガットの原因食品をできるだけ避けて、腸にやさしい食事に変えただけで、アレルギーが消失し、弱かった胃腸が丈夫になり、筋肉隆々の身体になれたのです。

同じことは、リーキーガットの正しい知識を得れば誰にでも起こりえます。リーキーガットを改善すれば、丈夫な身体になれるのです。

本書は、リーキーガットが様々な症状をおこすメカニズムと、リーキーガットを引きおこす原因、そしてリーキーガットを防ぐための食事のポイントを解説しています。

この本を読み終える頃には、「何が身体に良いのか?」という健康的な食事の概念がすっかり変わってしまうでしょう。

２０１８年9月　　松原秀樹

自律神経を整える食事　目次

――胃腸にやさしいディフェンシブフード――

第一章　アレルギーになるしくみ

免疫力が弱いからアレルギーになるのではない！

リーキーガットについてお話しする前に、アレルギーになる基本的なしくみを説明します。そのほうが、リーキーガットについて理解しやすくなるからです。

なぜ、アレルギーになるのか？　それは、免疫力が弱いからではありません。免疫力が強い人でも、アレルギーになることがあるのです。

アレルギーになるのは、「抗体」ができるからです。抗体はリンパ球が作る武器で、手裏剣のようなものです。身体に侵入した病原細菌やウイルスに突き刺さって無力化し、撃退します。

抗体には5種類ありますが、アレルギーを引きおこすのは「IgE」という抗体です。アレルギー体質の人は、血液中に「IgE抗体」が多いのです。

IgE抗体は血液中で、免疫細胞の一種である「肥満細胞」に結合しています。肥満細胞というのは、身体の肥満とは関係なく、顕微鏡でみるとパンパンに膨《ふく》らんで見えることから名付けられました。パンパンになるほど何が詰まっているのかというと、炎症を引きおこす物質「ヒスタミン」です。

専門用語で説明すると難しいので、以下のように例えてみましょう。

肥満細胞＝爆弾
ヒスタミン＝火薬
IgE抗体＝導火線
アレルゲン＝火種

肥満細胞は、免疫の「爆弾」です。爆弾の中に、ヒスタミンという「火薬」が詰まっています。そして爆弾の表面には、IgE抗体という「導火線」が付いています。

血液に花粉やハウスダストなどのアレルゲンが侵入してくると、導火線にくっ付きます。すると爆弾が爆発して、火薬が飛び散って、周囲の粘膜《ねんまく》や皮膚に火災を引きおこします。その火災が「炎症」です。炎症がおきると、目が痒《かゆ》くなったり、くしゃみや鼻水が止まらなくなったり、気管支が収縮して咳が出たり息が吸いにくくなったり、皮膚が腫れて痒くなったり発疹が出たりするわけです。

火種（アレルゲン）が侵入しても、導火線（IgE抗体）がなければ、爆弾は爆発しません。ですからIgE抗体が少ない人は、アレルギーがおきにくいのです。反対に、IgE抗体という導火線が多ければ多いほど、爆弾が爆発しやすいわけです。その結果、結膜炎や鼻炎や気管支炎や皮膚炎などがおきるのです。

爆弾の導火線であるIgE抗体は、なぜ増えるのでしょうか？

それは、血液中に「タンパク質が入ってくる」からです。分かりやすい例が、スズメバチに刺されておきる激しいアレルギー（アナフィラキシー）です。

スズメバチに刺されても、一度目は死にません。ところが二度刺されると、非常に激しいアレルギーがおきて死んでしまうことがあります。

スズメバチに刺されると免疫は、再び刺されたときにすぐに毒を撃退できるように、抗体を作ります。

こうしてスズメバチの毒（＝タンパク質）に対する抗体ができたところで再び刺されると、免疫がいっせいに爆弾を爆発させて、毒を排除しようとします。その結果、激しいアレルギー（アナフィラキシー）がおきるのです。すぐにエピペン（アドレナリン）を注射すれば助かりますが、処置が遅れると血圧が著しく低下して死んでしまいます。

このように、抗体があるからアレルギーがおきるのです。免疫力が強いとか弱いとかは関係ないのです。

兵庫医科大学で、おもしろい実験をしています。

ラットの皮膚に洗剤（界面活性剤）塗って皮膚バリアを破壊し、そこに卵白を塗りつけます。すると皮膚から血液に、卵白のタンパク質が侵入します。これを何度かくり返すと、血液中に、卵白のタンパク質に対する抗体ができます。

こうして抗体ができたところで、卵を食べさせると、激しいアレルギーがおきました。

つまり、皮膚から卵白のタンパク質が侵入したことで、卵白タンパクに対する抗体が作られて、抗体ができると腸から入ってきてもアレルギーがおきるのです。

免疫の本質は、「自己のタンパク質か、非自己のタンパク質か」を見分けることです。免疫細胞のパトロールは、自分のタンパク質であるかどうかをチェックしているのです。

自分のタンパク質ではないタンパク質を見つけると、排除しようとします。代表的な例が、臓器移植後の拒絶反応です。せっかく他人に臓器を提供してもらって命を助けてもらったというのに、私たちの免疫細胞はそれを異物として排除しようとするのです。それは、自分のタンパク質ではないからです。そのため臓器移植をした人は、免疫抑制剤で免疫の働きを弱くし続けなければいけないのです。


血液の中に自分のタンパク質ではないものがいきなり侵入してきたら、免疫は排除しようとするのです。そのために、抗体が作られるのです。そして抗体ができると、そのタンパク質に対するアレルギーがおきるようになるわけです。

このようなアレルギーになるしくみが分かれば、誰でも好きなアレルギーになることができます。

たとえば小麦アレルギーになりたければ、石けんやシャンプーという界面活性剤を塗ってお肌が荒れたところに小麦粉をすり込めばよいのです。そうすると、小麦のタンパク質（グルテン）に対する抗体ができて、小麦を食べたときにアレルギーがおきるようになります。

同じく杉の花粉症になりたければ、インフルエンザやドライアイになっているときに、杉の花粉が飛散している野外にいればよいのです。そうすると、乾燥してただれた目や鼻の粘膜から杉の花粉が侵入します。すると杉花粉のタンパク質に対する抗体が作られて、杉花粉症になれます。

甲殻アレルギーになりたければ、傷だらけになった手でザリガニとか伊勢エビをつかんで遊べばよいのです。そうしているうちに、エビやカニのタンパク質が侵入して、エビやカニに対する抗体ができます。するとエビやカニを食べたときにアレルギーがおきるようになります。

このように、しくみが分かれば好きなアレルギーになれるわけです。しかし、どのアレルギーにもなりたくはないでしょう。

アレルギーにならないためには、『皮膚や粘膜からタンパク質を侵入させない』ことが大事なのです。

つまり、自分のタンパク質ではないタンパク質が血液に入ると、炎症がおきるのです。

チャート１

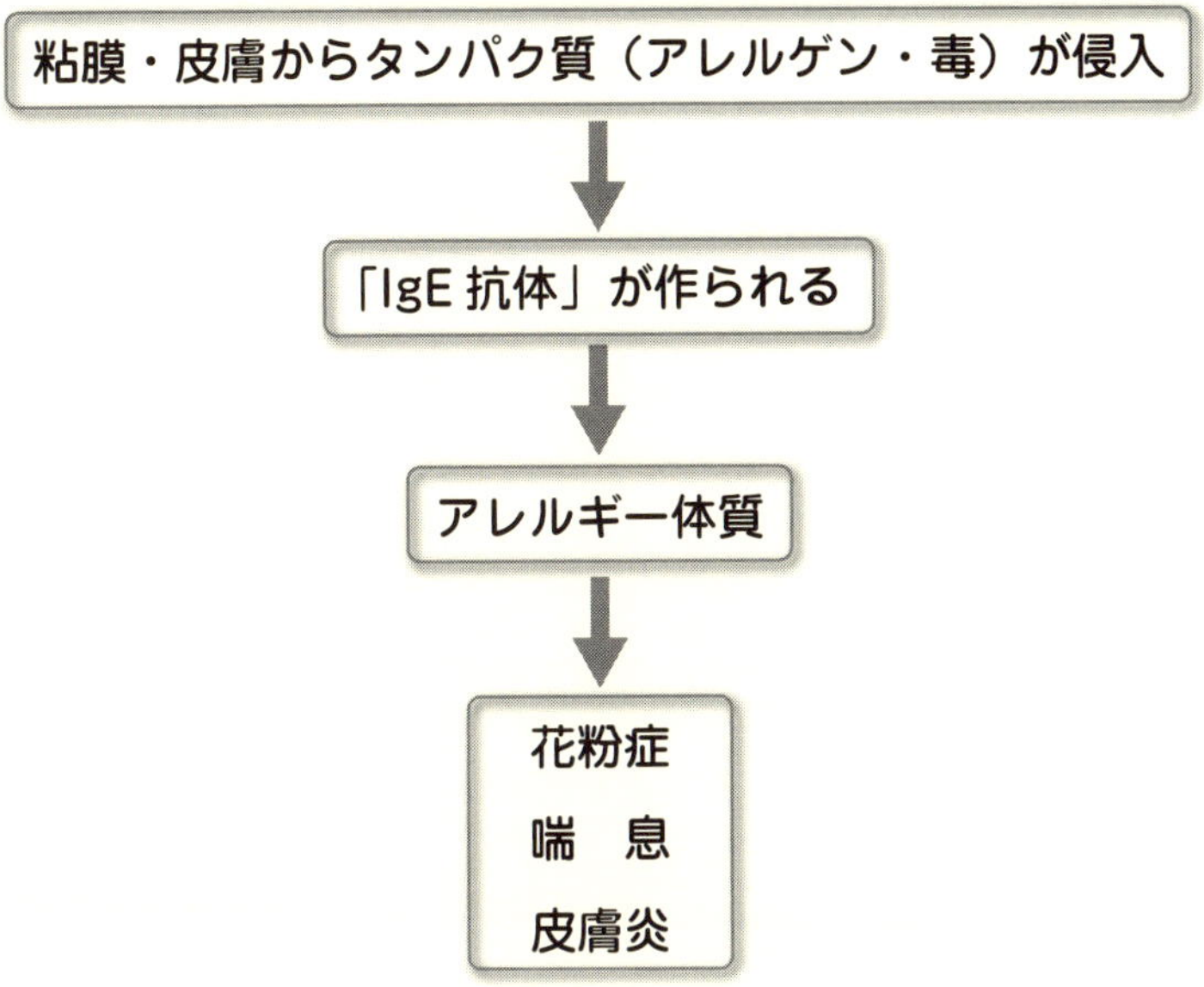

アトピー性皮膚炎の原因その１　洗いすぎ

アトピー性皮膚炎の原因は、「肌バリア」の破壊にあります。

肌バリアは①「皮脂膜」②「角質層」③「真皮《しんぴ》」の３層で構成され、肌からアレルゲンや病原菌が侵入するのを防いでいます。これらの肌バリアが破壊されると、肌からアレルゲンや病原菌が侵入して、皮膚に炎症が引きおこされます。

そして肌から侵入したアレルゲンに対して「IgE抗体」が作られることで、アレルギー体質になるのです。

肌バリアが破壊される一番の原因は、洗いすぎにあります。

入浴で湯船につかると、皮膚がふやけます。

ふやけた皮膚に、せっけんやシャンプーという「界面活性剤（＝水と油を溶かすもの）」を付けてこすると、皮脂膜がはがれて薄くなります。そのため、洗えば洗うほど皮脂膜が薄くなって肌が乾燥し、肌荒れやかゆみを引きおこすのです。

さらに、入浴すると皮膚常在菌がたくさん死滅してしまいます。実は、皮脂膜を作ってくれているのは、皮膚に常在している細菌なのです。皮膚常在菌が弱酸性の皮脂膜を作って、病原菌の侵入を防いでいるのです。

要するに、入浴するほど皮脂膜を作ってくれる細菌が減って、皮脂膜も薄くなるので、肌バリアが弱くなるのです。皮膚炎を治す場合は、なるべく入浴を減らして、シャワーだけで済ますほうが良いのです。

アトピー性皮膚炎の原因その２　野外干し

アトピー性皮膚炎を悪化させる大きな外部要因が、花粉です。花粉はほぼ一年中飛散していますが、飛散する花粉量がもっとも多いのは春です。

肌バリアが壊れた皮膚に花粉が接すると、（花粉症でなくても）瞬時に皮膚に炎症が生じます。そして、角質への脂質が分泌されなくなります。そのため角質がいっそう乾燥し、肌荒れが悪化します。

花粉の周囲には、目に見えない微粒子がたくさん付着しています。たとえば黄砂で、黄砂にはカンジダ（カビ）が付いています。そして西アジアや中央アジアから飛散してくる間にＰＭ２・５のような汚染物質も付着します。つまり花粉は「花粉・黄砂・カンジダ・

環境汚染物質の複合体」なのです。ですから荒れた肌から花粉が侵入すると、血液中には花粉タンパクだけでなく、カンジダや環境汚染物質などのIgE抗体も増加することになり、ますますアレルギーが悪化することになるのです。

花粉が皮膚に接する最大の原因は、洗濯物を野外に干すことです。ですから、洗濯物を野外に干している限り、何をしても良くなりません。

P&G清潔生活研究所の報告によると、濡れた状態で花粉が付着した衣類を、乾いてから手で払っても80パーセント以上の花粉が付着したままであることが判明しています。野外に干した衣類を、着る前にいくら振ってもダメなのです。

したがって今は、『花粉アレルギーには外干し厳禁!』が常識となっています。

すると困るのが、生乾きのニオイでしょう。そのため、室内干し用のグッズが色々市販されています。

「柔軟剤」もその一つですが、肌荒れの人にはオススメできません。柔軟剤は、どのような原理で繊維を柔軟にするのかご存知ですか?

柔軟剤の正体は、「界面活性剤」です。界面活性剤には色々な種類がありますが、柔軟剤として使われているのは陽イオン界面活性剤です。これが繊維に付くと表面がプラスに帯電して、プラス同士が反発して繊維同士が離れます。すると繊維と繊維の間に空気が入って、フワフワな感触になるのです。

洗剤の界面活性剤はすすぎによって落ちますが、柔軟剤の界面活性剤はすすいでも落ちません。洗濯後も衣類の表面に残るから、繊維が柔軟になるのです。

つまり柔軟剤を使った下着を着ると、界面活性剤が肌に付いたままになるわけです。下着だけでなく、寝具やタオルにも使わないほうがよいでしょう。

室内干しによるニオイの原因は、洗濯で落としきれない油汚れの酸化臭と、細菌の増殖ですから、「洗浄力と抗菌力の高い洗剤」を使うことをオススメします。

また、室内干し用の「衣類乾燥除湿機」を使うことです。安価なのは「デシカント方式」(温風&除湿)といわれるタイプで、冬や春、梅雨時ならこれで十分です。「ハイブリット方式」(温風・冷風&除湿)タイプは高価ですが、夏も室温が上がらず一年中使えます。

また、「浴室乾燥機」を利用するのも効果的です。設置の費用がかかりますが、浴室のカビも防げますので検討する価値は十分あるでしょう。

寝具には、「布団乾燥機」を使ったほうがよいでしょう。いくら陽に干しても、紫外線でダニは死にません。ダニは50℃以上の熱と乾燥で死滅しますので、布団乾燥機で死滅させてから掃除機で吸い取ることが効果的です。

洗濯物の野外干しのほかに花粉が皮膚に接する原因として大きいのが、外出時に衣類に付着する花粉です。玄関で上着を脱いでも、その際に大量の花粉が身体の周囲に舞うため、内側の衣類にすぐに付着してしまうから効果的とはいえません。

花粉は静電気によって吸い寄せられて衣類に付着するため、「静電気防止のスプレー」が効果的です。また化繊や毛の衣類よりも、木綿や麻の衣類のほうが静電気を帯びにくいため花粉が付着しにくいので、木綿や麻の衣類がオススメです。

ちなみに春は、家の中の花粉量も多くなります。花王研究所の調べによると、家の中の花粉の総量は約2000万個で、換気による侵入が60パーセント、布団や洗濯物の付着による侵入が40パーセントといいます。

室内の花粉に対しては、花粉を除去できる「空気清浄機」を使うのが望ましいでしょう。

アトピー性皮膚炎の原因その３　化粧水の使いすぎ

アトピー性皮膚炎の人の肌は、乾燥しています。そこで保湿のために、化粧水を使いすぎてしまう傾向があります。

しかし、化粧水を使いすぎることで、さらに肌の乾燥を悪化させてしまうのです。化粧水の水分は角質までしか入りませんから、付けた直後はしっとりとしたように感じても、すぐに蒸発してしまいます。それを過剰に使うと、もともと保持していた水分も一緒に蒸発させてしまうため、かえって乾燥肌がひどくなってしまうのです。

また化粧水を手のひらでパンパン叩きつけたり、コットンでパッティングしたりすると、強い刺激によって皮下の毛細血管が拡張して肌の赤みが増すことになります。

そしてまた、かゆいところを掻《か》いたあとに化粧水を付けるのもＮＧです。

爪先には、傷口を化膿させる黄色ブドウ球菌が潜んでいます。爪はいつも乾燥していますから増殖することはありませんが、爪でかゆいところを掻くと、荒れた皮膚に黄色ブドウ球菌が付着します。そこに化粧水の水分が加わると、細菌が増殖して化膿が悪化します。とくに素人が作った手作り化粧水には防腐剤が入っていませんから、より細菌が増殖しやすいのです。

そこにさらにステロイド剤やステロイド様の作用をもつハーブなどを塗ると、免疫が抑制されますから、化膿菌にとって格好の繁殖地となってしまいます。

化粧水を使う場合は、手のひらに少量ずつ取って、肌になじませるようにソフトにすり込むことが大事です。また、ヒアルロン酸などの保湿成分や、皮脂の分泌を促す成分などが入っているものを選ぶようにするとよいでしょう。

第二章　リーキーガットになると、何がおきるのか？

腸からタンパク質が侵入すると……

血液にタンパク質が入ってくることが、炎症を引きおこすことはお分かりになったでしょう。

しかし、私たちは毎日タンパク質を食べています。なのに、なぜ大丈夫なのでしょうか？

それは、消化されてから吸収されるからです。食べものに含まれるタンパク質は、タンパク質分解酵素によってどんどん小さな分子になっていきます。そして最終的にアミノ酸にまで分解されてから、腸から吸収されます。これが、消化と吸収です。

そして腸から吸収されたアミノ酸は、肝臓で自分の遺伝子に基づいて配列されて「自分のタンパク質」が作られます。これが同化です。ですから、牛肉ばかり食べていても身体の一部が牛になることはないのです。どんな食品のタンパク質を食べても、必ず自分のタンパク質になるのです。

ところがリーキーガットになると、アミノ酸まで分解されない未消化なタンパク質が吸収されてしまいます。このタンパク質は、自分のタンパク質ではないため、免疫系が排除しようとします。そのため腸に軽度の炎症がおきます。この炎症は「慢性炎症」といって、発熱や痛みなどの自覚症状はありません。

症状はなくても、血液中には「炎症性サイトカイン」が増えます。サイトカインとは、免疫細胞どうしが連絡を取り合うメッセージ物質です。炎症性サイトカインのメッセージは、「炎症をおこせ！」です。

こうして炎症をおこしやすくなった血液が、全身に循環することになるのです。血液は全身を約50秒で循環します。腸で増えた「炎症性サイトカイン」が全身に循環することで、身体のあちこちが炎症をおこしやすくなるのです。

腸から細菌が侵入すると……

腸から血液に「細菌」が侵入すると、もっと強い炎症がおこります。

チャート2

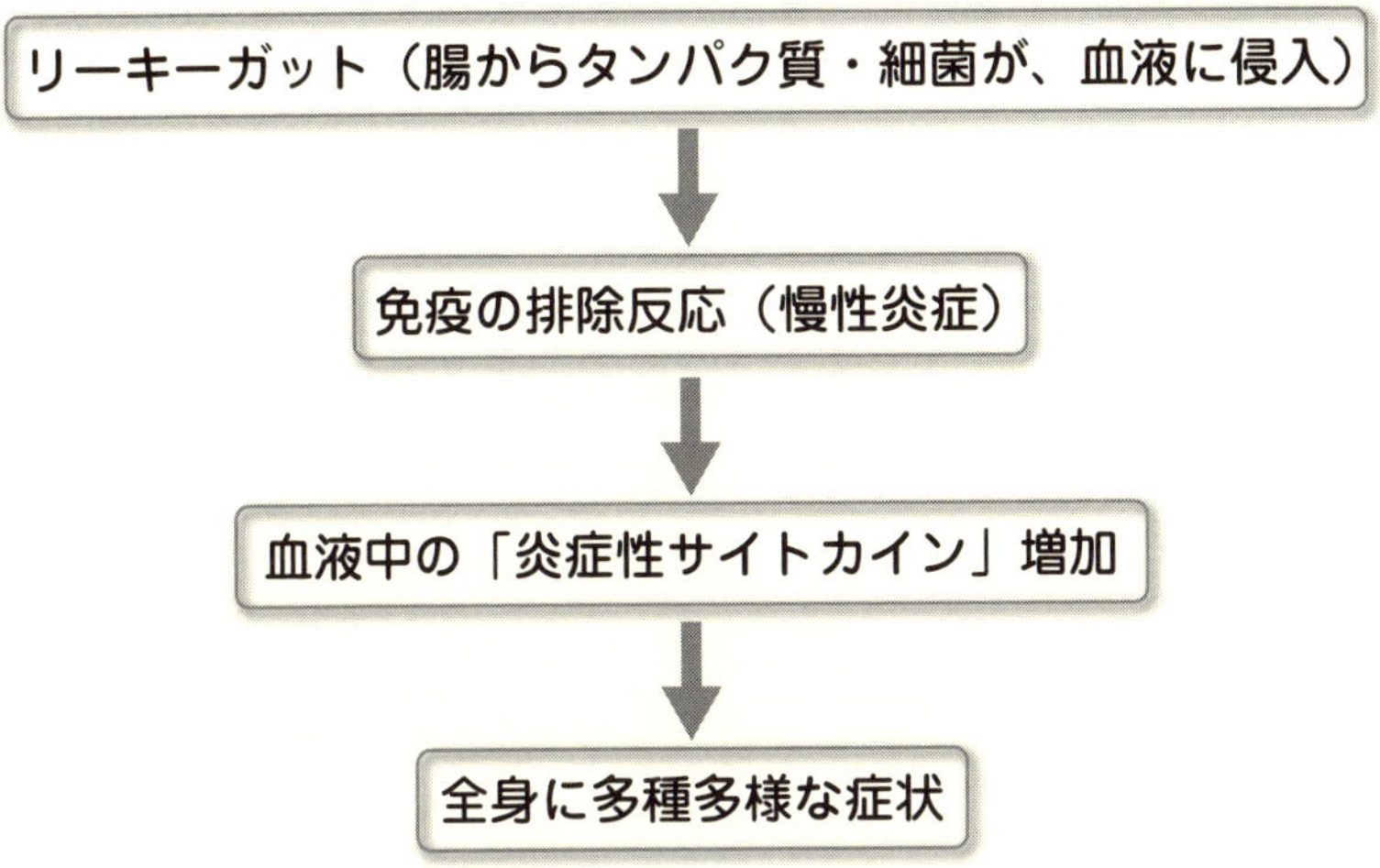
リーキーガット（腸からタンパク質・細菌が、血液に侵入）
免疫の排除反応（慢性炎症）
血液中の「炎症性サイトカイン」増加
全身に多種多様な症状

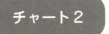

たとえ腸内では良い菌であっても、血液に入れば話は別で、感染したのと同じように免疫が激しく攻撃して炎症が引きおこされます。その結果、炎症性サイトカインもより多く生成され、全身に「炎症をおこせ！」というメッセージが駆け巡ります。

腸内細菌の大半はグラム陰性菌であり、グラム陰性菌はＬＰＳ（リポポリサッカライド）という外膜に覆われていて、少しでも血液に入ると非常に激しい炎症がおこります。

（グラムとは、ドイツの医師グラムが考案した細菌を見やすくするための染色法で、グラム陰性菌はグラム染色で染色できない菌の総称です。腸内細菌のほかに、インフルエンザ桿《かん》菌《きん》、肺炎桿菌、レジオネラ菌、緑膿《りょくのう》菌、大腸菌、サルモネラ菌、ヘリコバクター・ピロリ菌、酢酸菌、チフス菌などがあります。）

要するに、腸からタンパク質や細菌が血液に侵入すると、免疫細胞がタンパク質や細菌を排除するために炎症がおきて、それによって血液中に「炎症をおこせ！」というメッセージ物質が増えて、そのメッセージが全身を駆け巡ることで様々な症状が出るのです。

肥満・糖尿病とリーキーガット

肥満や糖尿病も、リーキーガットによって引きおこされる病状です。これらは、糖の摂りすぎが原因といわれていますが、実はリーキーガットが真犯人なのです。どういうことか、順番に説明していきましょう。

ブドウ糖が細胞に入るには、インスリンが必要です。インスリンは、すい臓から分泌されるホルモンです。

細胞の表面には、インスリンをくっ付けるアンテナ（インスリン受容体）があって、ここにインスリンがくっ付くと、ブドウ糖が細胞に入る扉が開いて、細胞の中に取り込まれます。

リーキーガットになると、インスリンのアンテナの感度が悪くなってしまうのです。インスリンが、インスリン受容体にくっ付きにくくなると、ブドウ糖が細胞に入りにくくなってしまいます。その結果、血液中のブドウ糖が多くなってしまうのです。このようにインスリン感度が鈍くなった状態を、「インスリン抵抗性」といいます。

インスリン抵抗性が上がるのは、リーキーガットによって「炎症性サイトカイン」が増えたからです。

リーキーガットによって腸に慢性炎症が生じたために、血液中に「炎症性サイトカイン」が増えて、そのためにインスリン抵抗性が高くなって、ブドウ糖が細胞に入りにくくなって、高血糖になるのです。


高血糖になるとすい臓は、さらにインスリンを分泌しますから、高インスリン状態になります。するとインスリンは、血液中の脂肪をどんどん脂肪細胞に入れ込んでいきます。そうして太っていくのです。これが、肥満になる理由です。

まずリーキーガットによって腸に慢性炎症が生じることで、血液中の「炎症性サイトカイン」が増える。するとインスリン抵抗性が高まり、ブドウ糖が細胞に入りにくくなるので、すい臓がさらにインスリンを分泌して血糖値を下げようとする。そうすると血液中の中性脂肪が脂肪細胞にどんどん吸収されていって、肥満になるのです。

そうしていずれすい臓がインスリンを多量に分泌できなくなると、糖尿病になるのです。

チャート３

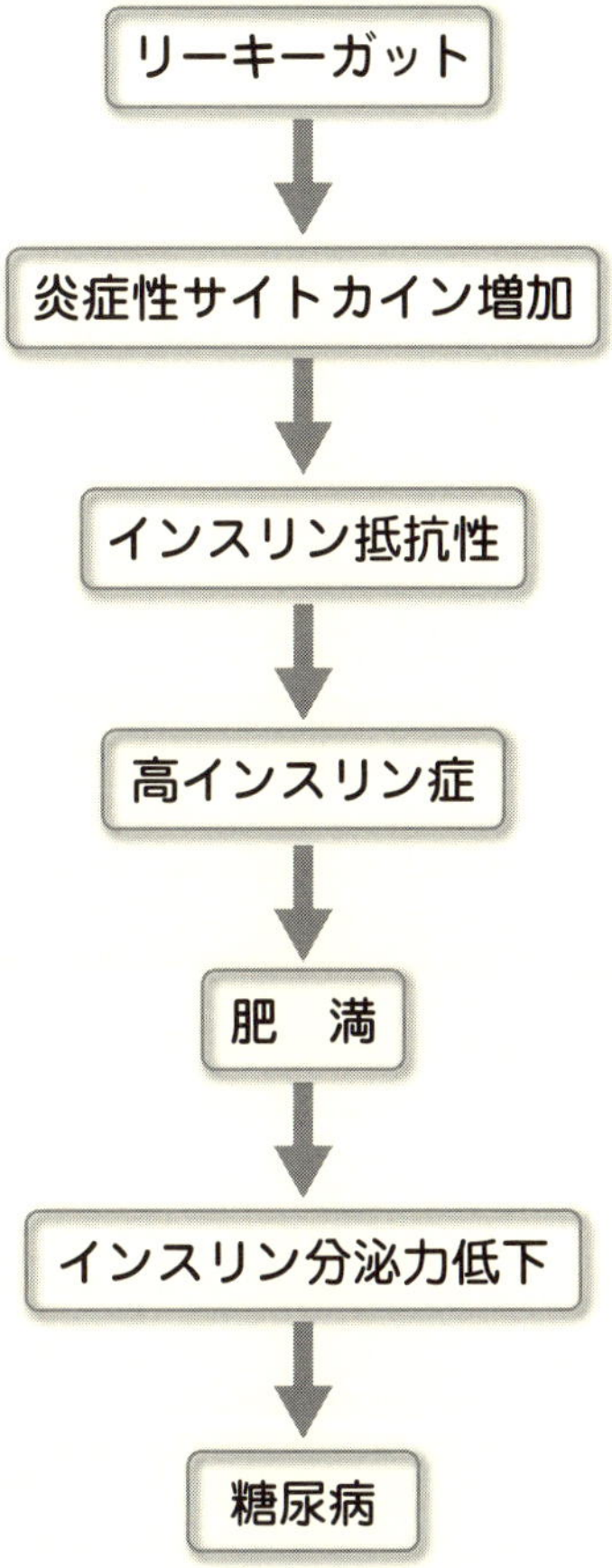

高血圧・痛風とリーキーガット

高血圧も、リーキーガットが関係しています。

血圧が上がる原因はいくつかあります。

まず緊張や不安、寒冷などによって、交感神経が緊張することです。交感神経が緊張すると、副腎からアドレナリンが分泌されて血管が収縮し、心臓のポンプ力が強くなります。その結果、血圧が上がるのです。

この場合は、身体を温めたり精神的にリラックスしたりすることで、血圧が下がります。

一方、リーキーガットが原因の場合は、下げるのが難しいです。

リーキーガットによって血液中の炎症性サイトカインが増加すると、インスリン抵抗性が上がります。すると、肝臓で「尿酸」が多く作られるようになります。

高尿酸血症のままだと「痛風」になってしまうので、腎臓ががんばって尿酸を排泄します。

すると腎臓から「レニン」というホルモンが分泌されます。

レニンは、血液中のアンジオテンシンを活性化します。アンジオテンシンは、ＡＣＥという酵素によってアンジオテンシンⅡに変わります。このアンジオテンシンⅡが心臓のポンプ力を強めて、血圧を上げるのです。

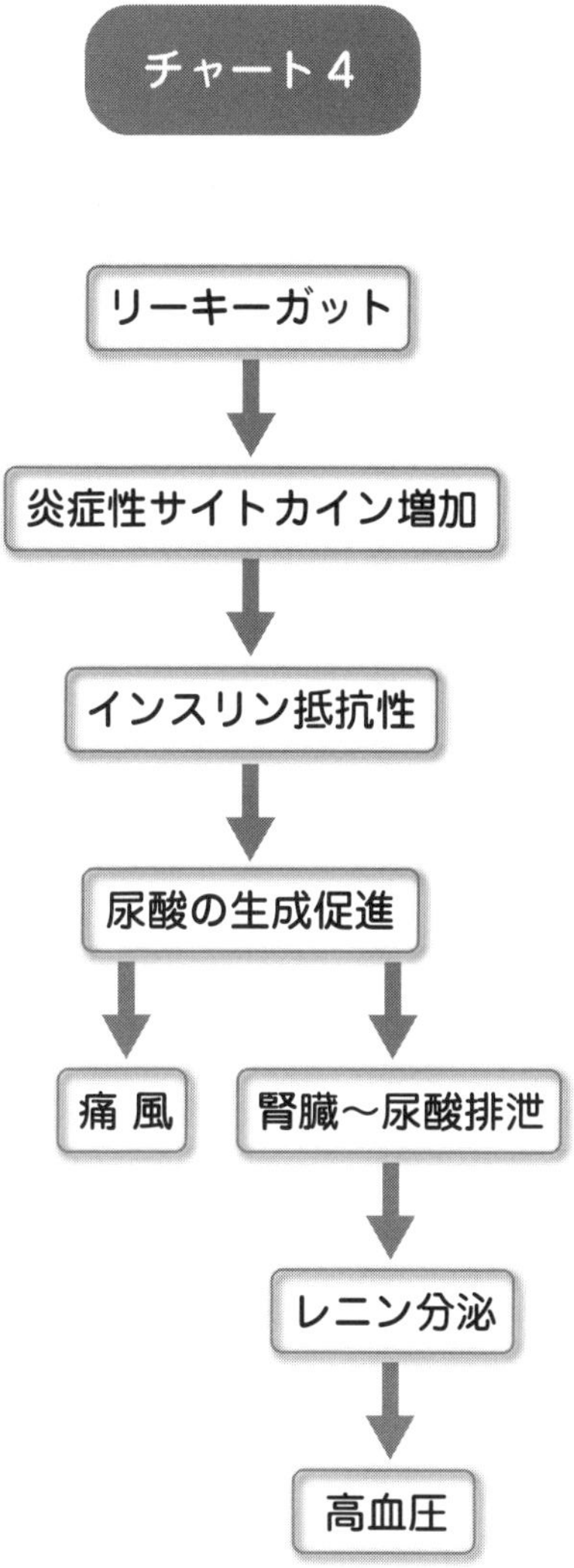

また、動脈硬化が進むと血圧が高くなり、最低血圧も高くなります。血管が硬くなるほど最低血圧が高くなるからです。

動脈硬化も、リーキーガットが原因で引きおこされます。

リーキーガットによって炎症性サイトカインが増加します。するとインスリン抵抗性が高くなり、高血糖になります。

高血糖になると、血管の内壁が傷ついて硬くなっていきます。

さらに高血糖になることで、糖とタンパク質がメイラード反応（タンパク糖化反応）をおこしてＡＧＥｓ《エイジス》（終末糖化産物）という老化物質が生成されます。

ＡＧＥｓは血管を取り囲む筋肉のコラーゲンに入り込んで、コラーゲンを硬くしていきます。

高血糖になると、血管は内側からも外側からも硬くなっていくのです。

その結果、慢性的に血圧が高くなり、頭痛や神経痛がおきやすくなり、いずれ心筋梗塞や脳梗塞などになるリスクが高まるのです。

チャート5

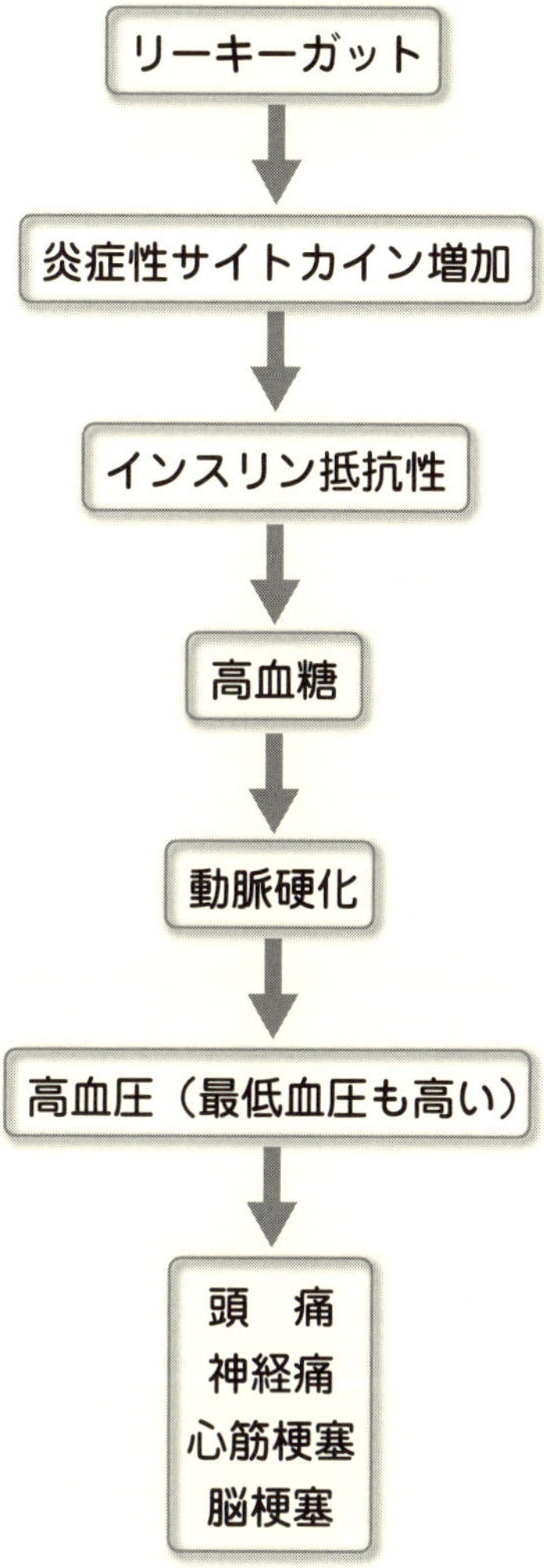
リーキーガット
炎症性サイトカイン増加
インスリン抵抗性
高血糖
動脈硬化
高血圧（最低血圧も高い）
頭　痛
神経痛
心筋梗塞
脳梗塞

第三章　リーキーガットの主犯はレクチンだった！

リーキーガットが万病の原因になることが、お分かりになったと思います。
では、これから「なぜリーキーガットになるのか？」について説明していきましょう。

植物が作る毒「レクチン」

一般に、「植物は身体にやさしい」と信じられています。しかし実際には、植物が身体にやさしいとは限らず、その反対のこともあります。植物にかぶれるのも、その一例です。

植物は決して、何者かに食べられてしまうことを望んでいるわけではありません。しかし植物は、食べられそうになっても戦うわけにもいかず逃げるわけにもいきません。そこで植物は「レクチン」という毒を作って、種子や葉や茎などに蓄えているのです。鳥や虫がレクチンを含んだ種子や葉を食べると、死んでしまうように。

人間も、大量に食べると食中毒をおこします。

２００６年５月にＴＢＳ系の健康番組「ぴーかんバディ！」で放映されたダイエットも、レクチンによるものでした。その番組で紹介されたダイエットとは、「インゲン豆を３分ほど炒った後に粉末にして、ご飯に混ぜて食べる」というものでした。これを試した視聴者が下痢などを訴え、放映された月だけで被害は９５５件にのぼり、そのうち１０４件は入院することになりました。

インゲン豆に含まれるレクチン（ＰＨＡ）は、１００℃、10分間の加熱で毒性が失われますが、80℃の加熱ではかえって毒性が増強してしまいます。したがって、たった３分炒っただけではレクチンを増強させてから食べたことになります。

たとえ少量ずつでも日常的にレクチンを摂り続けていると、胃腸の機能が弱くなり、栄養の吸収が悪くなります。そのため栄養を十分に食べてはいても、栄養失調になります。その結果、貧血や筋肉減少、体温低下、免疫力低下などといった状態になってしまいます。

こういったレクチンの毒性はほとんど知られていませんが、生化学の研究者の間ではだいぶ前から知られていました。研究者向けの本であるナサン・シャロンとハリナ・リス著・山本一夫・小浪悠紀子訳『レクチン　第二版』（シュプリンガー・フェアラーク東京）には、はっきりとレクチンの毒性が記されています。この本の「腸管における有害な効果」（２９３―２９４頁）の項目に書かれている一部を抜粋して引用します。

『小腸へレクチンが結合することにより、さまざまな機序で小腸の機能に影響を及ぼすことが、おもにＰＨＡ（あるいは生のインゲンマメ）を用いて調べられている。主な作用は、腸管壁での膜透過性に変化をきたし、糖、脂質、アミノ酸、金属イオンなどの栄養素の吸収に障害をもたらすと考えられる。（中略）ＰＨＡレクチンが小腸近位の微絨毛の表面に結合し、微絨毛の破壊や重篤な壊死、さらには微絨毛の正常な発育を阻害することがラットを用いて示されている。（中略）レクチンは胃底部および小腸における細胞増殖を早め、中腸では逆に抑制する。一方、ＰＮＡ（ピーナツレクチン）は近接結腸に顕著な効果をもたらし、この部位における細胞増殖を１６６パーセントまで増加させる。』

このようにレクチンが腸壁を破壊して栄養の吸収を著しく妨げることが、明確に記されています。ちなみに「細胞増殖を増加させる」というと何かよいことのように聞こえますが、「ガン化しやすい」ということです。

レクチンは、生化学の研究者たちには「血球凝集素」として知られてきました。レクチンは、赤血球を凝集させるタンパクなのです。凝集とは、血液のドロドロ映像でよく見る赤血球どうしがくっ付いてしまった状態です。

赤血球が凝集してしまうと、赤血球が毛細血管に入っていけなくなります。すると末梢の細胞に酸素が届かなくなりますから、酸欠になってしびれや感覚麻痺などがおきます。皮膚のコラーゲンを作る細胞（繊維芽細胞）もコラーゲンを作れなくなりますから、シワが増えます。

これが心臓の毛細血管におきたら、狭心症をおこしやすくなります。

また脳の毛細血管ならば、脳梗塞をおこしやすくなります。

つまりレクチンを多く摂取するほど、身体全体が早く老化していくことになるのです。

豆はレクチンの宝庫

レクチンは何種類もあります。

レクチンの含有量がダントツに多いのが、豆類です。レクチンは「胚《はい》」の部分に多く含まれています。胚は、次世代になる部分です。豆は全体すべてが胚ですから、多くて当然でしょう。

豆は一般に身体によいと信じられていますが、レクチンがもっとも多く含まれている食品なのです。ですから豆を多食している人ほど、身体が病弱になるのです。

大豆の煮豆や枝豆はもちろん、大豆の加工品である豆腐や豆乳、キナコ、おから、大豆プロテインなどといった食品も、すべてレクチンがたっぷりと含まれています。また、大豆タンパクを肉のように加工したグルテンバーグや、大豆タンパクが入ったミートボールやハンバーグにも、レクチンが含まれています。

小豆の煮物やアンコにも、レクチンがたっぷり含まれています。

ソラマメやインゲン豆も同様に、レクチンがたっぷりと含まれています。基本的にどんな豆でも、豆全体が胚ですからレクチンが多く含まれているのです。

豆のレクチンは、十分に加熱すれば破壊されます。とりわけ最新式の圧力鍋で調理すれば、完全にレクチンを破壊することができます。

しかし、豆にはレクチンのほかにも有害な成分がいくつか含まれていて、これらはいくら加熱しても消失することはありません。

豆に含まれるその他の有害成分

①サポニン

豆には、「サポニン」という成分が含まれています。サポニンは「シャボン」の意味で、界面活性作用があります。つまり、洗剤の成分と同じものが含まれているのです。

皮膚に洗剤を塗ると皮膚バリアが破壊されて、アレルゲンなどが侵入しやすくなります。それと同じで、界面活性作用があるサポニンを含む食品を食べると、腸壁がダメージを受けてリーキーガットになってしまいます。

サポニンは、いくら加熱しても消失しません。

②リノール酸

豆には、油が含まれています。だから豆から油を搾り取れるのです。

豆の油には、リノール酸が多く含まれています。リノール酸はオメガ6系の油脂で、現代の食生活では摂りすぎていることが分かっています。そしてリノール酸を多く摂れば摂るほど、炎症がおきやすくなるのです。

油というと、常温で液体の植物油よりも、常温で固形の肉の脂のほうが身体に悪そうなイメージがあります。しかし事実は逆で、**肉の脂より植物油のほうが身体に悪いのです。**

この事実を証明したのが、フィンランドのヘルシンキで15年にわたって行なわれた「ヘルシンキ・ビジネスマン研究」（Strandberg,Tら１９９１）です。

心臓病の危険因子を持つ人たちを2群に分けて、食事と栄養を指導する介入群には「なるべく動物性脂肪やコレステロールの多い食品を控えて、植物性脂肪を摂る」ように指導し、もう一方のグループには、とくに指導をせず好きなものを食べていました。

実験をはじめて最初の5年くらいは大差がみられませんでしたが、その後徐々に差が出始めました。食事指導をした介入群のほうが心疾患の発症率が高くなり、15年後には介入群の心疾患発症率が、何もしなかった対照群の2・4倍にも達して、総死亡率も上がったため、実験が中止されました。

つまり、「動物性脂肪より、植物性脂肪のほうが身体に悪い」という結果になったのです。

その後の調べで、植物油が悪い理由はリノール酸にあることが明らかになりました。リノール酸を多く摂るほど炎症がおきやすくなり、血栓もできやすくなるのです。反対に、オメガ3系の油脂は、炎症を抑制することが明らかになっています。オメガ6とオメガ3は正反対の働きをするのです。つまり、オメガ6（リノール酸）は炎症をおきやすくさせ、オメガ3は炎症をおきにくくし、血栓をできにくくするのです。

オメガ3の油脂には、魚油のDHAやEPA、そしてシソ油（エゴマ油）や亜麻仁油に含まれるαリノレン酸があります。

豆に含まれているのは、炎症をおこしやすいリノール酸です。豆を加熱すればリノール酸が酸化しますから、より毒性が強い過酸化脂質に変わります。煮豆を食べれば、酸化したリノール酸も食べることになるのです。

③ゴイトリン

大豆にはさらに、ゴイトリンという「甲状腺腫《こうじょうせんしゅ》誘発物質」が含まれています。

甲状腺は、甲状腺ホルモンを分泌しています。

甲状腺ホルモンは、カロリーを熱に変えるホルモンで、全身すべての細胞を活性化するために欠かせない物質です。甲状腺ホルモンが不足すると体温が低くなり、免疫力が

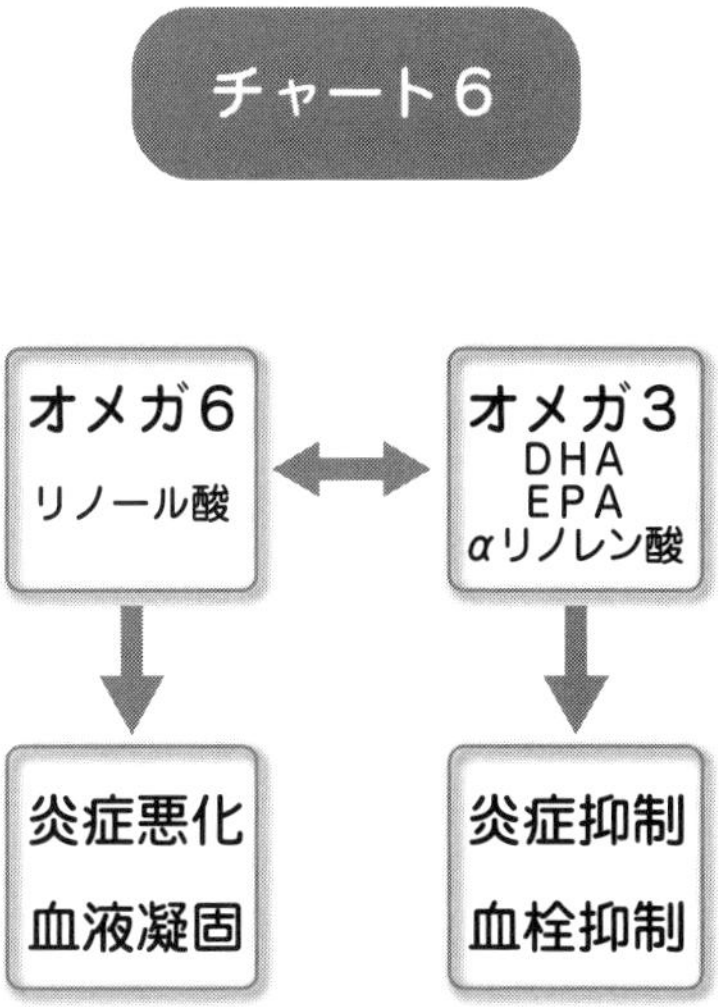

弱くなります。また筋力も弱くなり、だるくて動けなくなります。内臓もすべて機能が低下しますので、消化吸収力が弱くなって栄養が十分に吸収できなくなります。女性の場合は、生理が停止します。頭も働かなくなって、意欲・やる気がなくなります。

全身のすべての細胞を活性化する甲状腺ホルモンを作るために必要なのが、ヨードです。甲状腺ホルモンは、チロシンというタンパク質にヨードが3つか4つ結合してできているのです。

ゴイトリンは、甲状腺にヨードが吸収されるのを強力に阻害します。そのため甲状腺はヨード不足になり、甲状腺ホルモンを十分に分泌できなくなります。するとなると脳から、「もっと甲状腺ホルモンを作れ！」という命令がきます。TSH（甲状腺刺激ホルモン）です。TSHが多いということは、甲状腺ホルモンが足りないのです。

しかし脳から命令を受けても、材料が足りないから十分に作れないのです。その結果、甲状腺が腫《は》れるのです。

大豆に含まれているゴイトリンが、甲状腺をヨード不足にさせているのです。ゴイトリンも、いくら加熱しても消失しません。

④トリプシンインヒビター

さらに大豆には、トリプシンインヒビターという「栄養吸収阻害成分」も含まれています。

トリプシンは、すい臓から分泌される「タンパク質の消化酵素」です。インヒビターは、「妨げるもの」。つまりトリプシンインヒビターは、「タンパク質の消化を阻害する物質」です。

大豆に含まれるトリプシンインヒビターによって、食事に含まれるほかの食品のタンパク質の消化も悪くなります。したがって、慢性的にタンパク質が不足した状態になってしまいます。

タンパク質は筋肉の材料になるだけでなく、骨や血液の材料としても重要です。体内の様々な代謝に欠かせないのが酵素ですが、酵素もタンパク質から作られます。ですからタンパク質が足りないと、酵素が十分に作られず、酵素がなければ必要な代謝が行なえないということになります。タンパク質が足りないと、代謝が悪い身体になってしまうのです。

貧血も、鉄が足りないだけが原因ではありません。赤血球のヘモグロビンも、タンパク質が足りなければ、十分に作れません。ヘモグロビンが足りないと全身の細胞に十分に酸素を運べなくなります。その結果、疲れやすくなり、だるさやむくみ、めまいや立ちくらみ、頭痛、耳鳴り、動悸《どうき》などといった様々な症状が引きおこされます。タンパク質が足りないと、慢性的に酸欠になり、いつも疲れたままの身体になってしまうのです。

タンパク質は、脳にとっても必要です。水分を除けば、脳の40パーセントはタンパク質でできているからです。タンパク質が足りないと、脳の機能もダウンしてしまうのです。

骨も、カルシウムだけではなく、3分の1はコラーゲンでできています。コラーゲンはタンパク質ですから、タンパク質が足りないと骨も脆《もろ》くなってしまうのです。

コラーゲンといえば、お肌の弾力のベースです。タンパク質が足りないと、お肌のコラーゲンも十分に作られず、弾力性のないお肌になってしまうのです。

そして、血液中にもアルブミンというタンパク質が溶け込んでいます。アルブミンが少なくなると、血管内に水分をとどめる力が弱くなって、血管から水分が漏れ出てしまいます。それが「むくみ」です。タンパク質が足りないと、むくみやすい身体になってしまうのです。

このように、タンパク質は非常に重要な栄養素です。このタンパク質の消化・吸収を妨げるトリプシンインヒビターが、大豆に含まれているのです。そのため大豆を常食していると、タンパク質不足になってしまうのです。

なぜ日本人は大豆を食べてきたのか？

日本人は昔から、煮豆や豆腐、納豆や味噌などで豆類を多く摂ってきました。その理由は、肉食禁止令にあるのです。

日本でも縄文時代には、かなりの肉が食べられていました。縄文時代の遺跡の貝塚の調査によると、魚は71種、獣類は70種、貝類は350種以上の化石が見つかっています。もっとも食べられていたのは鹿で、次がイノシシ、イヌ、タヌキの順で、さらにクジラ、アナグマ、イルカ、ウサギ、ウマだったようです。

ところが稲作によって人口が爆発的に増えたため、みんなが肉を食べると足りなくなってしまいました。そこで時の権力者たちは肉を独占するために、仏教の力を借りて「肉は卑しくて、「下賤なこと」という思想を広めました。675年に天武天皇が肉食禁止令を出してから、明治時代の1872年まで続きました。

ところが支配階級の間では趣味として狩りが行われ、肉が食べられていました。江戸時代の平均寿命が42歳程度だったのに、裕福な武士階級の人たちは60歳以上生きることが珍しくなかったのです。

肉食を禁じられた庶民たちは、タンパク質の不足を補うために大豆を食べるしかなかったのです。しかし大豆は消化が悪いため、消化率を高めるための工夫が色々なされました。その結果うまれたのが、豆腐や納豆、味噌などの大豆加工食品です。それでも肉を食べない人たちの平均寿命は42歳程度と、非常に短かったのです。とりわけ短命だったのが禅寺の修行僧で、栄養失調のため10代で亡くなった人がたくさんいました。

日本人が大豆を多食してきたのは、「豆が日本人の体質に合っているから」ではなく、肉食を禁じられたため仕方なくしてきたことなのです。

玄米や雑穀もレクチンが多い

玄米や胚芽米《はいが》にも、レクチンが多く含まれています。米は、「胚」と「胚乳」に分けられます。胚の元になる部分が胚芽で、ここにもっとも多くレクチンが含まれています。つまり、胚芽にはレクチンが凝縮しているのです。

一方、胚乳は栄養を蓄えた部分で、ここにはレクチンは含まれていません。白米にはレクチンが含まれていません。ですから玄米や胚芽米よりも白米のほうが、ずっと安全で腸にやさしいのです。

ちなみに米糠《こめぬか》には、サポニンも含まれています。

サポニンは「シャボン」の意味で、水と油を溶かす界面活性作用があります。昔は、その界面活性作用を「米糠石けん」として利用していました。サポニンが含まれているものを食べるのは、洗剤を一緒に食べているようなもので、胃腸の粘膜が溶けてしまいます。

糠漬けは、糠のビタミンB_1を野菜に吸収させて摂取しようという日本人の知恵です。しかし糠をよく洗って取り除いてから食べないと、サポニンによって胃腸がダメージを受けてしまいます。けっして糠そのものを食べないように！

キビやヒエ、押し麦、もち麦、ライ麦、オーツ麦、トウモロコシ、キノア（キヌア）などといった雑穀類も、レクチンがたくさん含まれています。

とりわけキノア（キヌア）のレクチンは強力で、ご飯に混ぜて食べているとどんどん胃腸の具合が悪くなります。

小麦が「関節炎」を引きおこす！

パンやパスタ、うどん、そうめん、ラーメンなど様々な食品が、小麦から作られています。クッキーやカステラ、ケーキ、ドーナツなども、すべて小麦から作られています。スナック菓子の多くも、また「カロリーメイト」などの栄養補助食品も、小麦を原料に作られています。

その小麦には、「グルテン」というタンパク質が含まれています。グルテンも、レクチンの一種です。

グルテンが腸に入ると、腸壁から「ゾヌリン」という物質が分泌されて、ゾヌリンが腸壁の栄養吸収細胞どうしの密着結合をゆるめてしまいます。つまりグルテンによって、リーキーガットになるのです。

したがって、パンやパスタ、うどんなどといった食事ばかりをしていると、リーキーガットになりやすいのです。

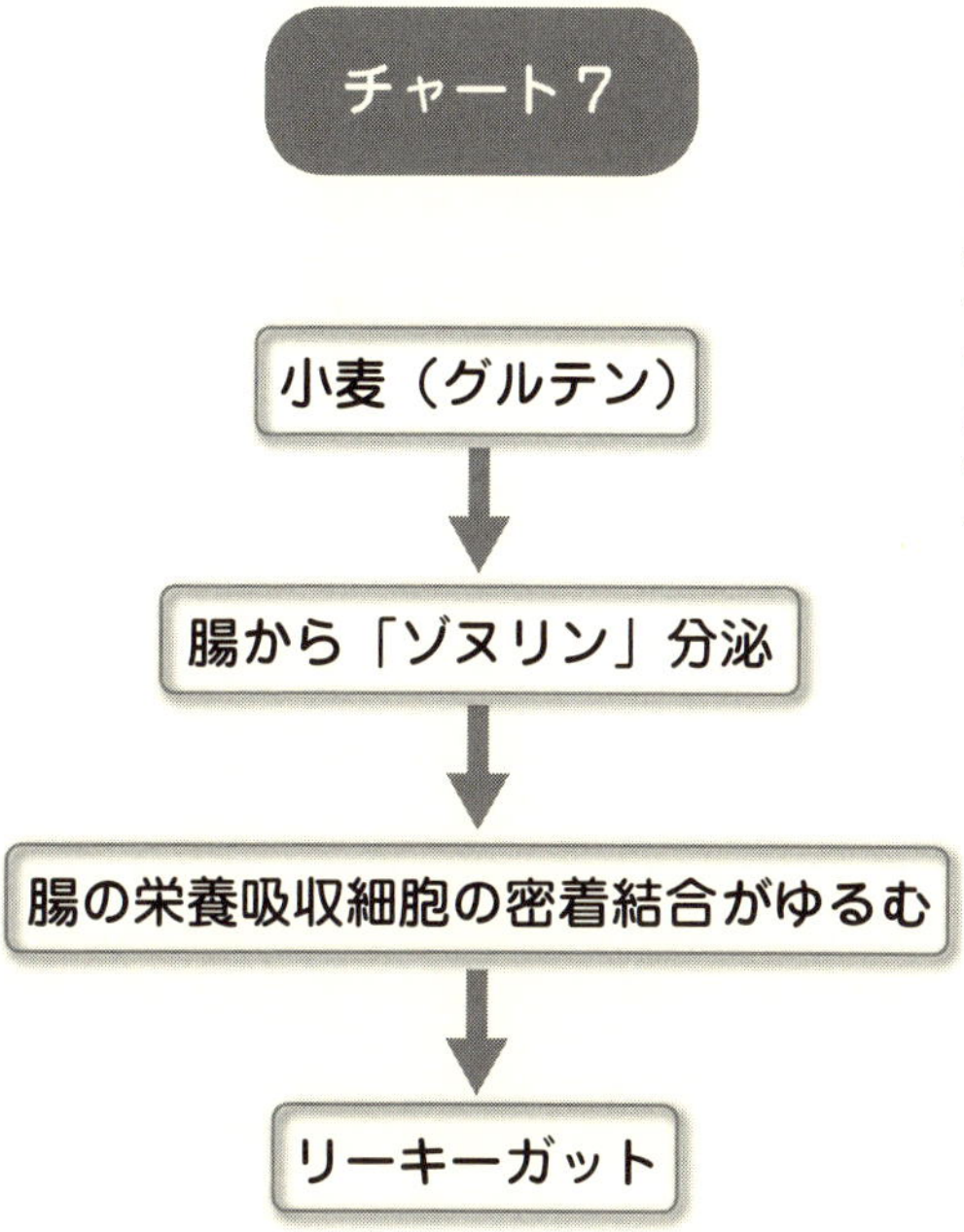

全粒粉のパンには、さらに毒性の強いレクチンが含まれています。それはWGA（Wheat Germ Agglutinin 小麦胚芽レクチン）で、レクチンのなかでもっとも小さいレクチンです。（Agglutinin は「凝集素」の意）小さいために腸から吸収されやすく、吸収されると血液によって全身に巡ります。

血液中のWGA（小麦胚芽レクチン）は、関節の軟骨に結合しやすい性質があります。軟骨にWGAが結合すると、免疫が軟骨を攻撃し始めます。その結果、関節炎がおきるのです。

こうして関節炎がおきると、滑膜《かつまく》から炎症性サイトカインが放出されて、ますます痛みが激しくなり、軟骨がどんどん死滅していきます。こうして関節が破壊されて、ついには関節が変形してしまうのです。

さらに運が悪いと、「自己抗体」ができてしまいます。

自己抗体とは、免疫が自分の身体の一部を敵とみなして、常に攻撃する物質です。レクチンが結合した軟骨を免疫が攻撃しているうちに、軟骨に対する自己抗体が作ら

チャート8

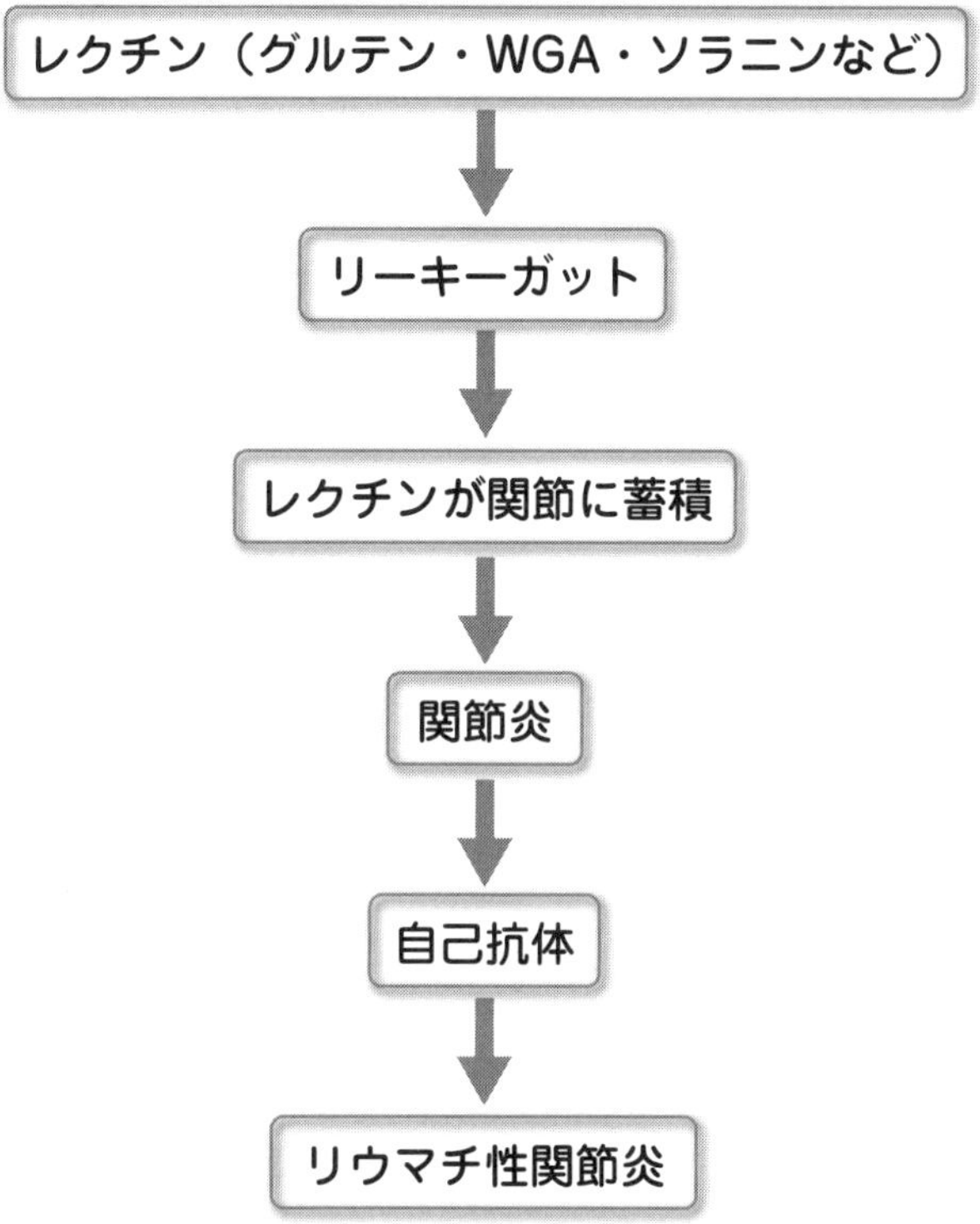

※実際のリウマチ性関節炎の発症メカニズムはもっと複雑で、多くの種類の「炎症性サイトカイン」が関与して、滑膜が破壊されていきます。

れて、ほかの箇所の軟骨も免疫の攻撃ターゲットになってしまうことがあるのです。すると「リウマチ性関節炎」になるのです。

つまりリウマチの根本原因は、ＷＧＡ（小麦胚芽レクチン）の過剰摂取にあるのです。精白した小麦粉のパンはグルテンだけですが、全粒粉のパンにはグルテンとＷＧＡの両方が含まれています。したがって、白パンよりも全粒粉のパンのほうがずっと身体に悪いのです。ＷＧＡは小麦の「ふすま」にも含まれていますから、ふすま入りクッキーも危険です。

ナス科の植物

関節炎の原因となるレクチンは、ＷＧＡのほかにもあります。

ナス科の植物にもレクチンが多く含まれていて、関節炎の原因となります。なかでも有名なのが、ジャガイモの芽に含まれる「ソラニン」です。ソラニンはステロイド系アルカロイドで、掘り上げられたあとでも光に当たるとソラニンを増産します。太陽の光はもちろん電灯の光でもソラニンを作り、皮や内部を緑色にしていきます。

18世紀中葉のヨーロッパでは、7年戦争による飢餓が蔓延《まんえん》していましたが、ジャガイモは疫病の元凶として恐れられていました。戦場で猛勇を振るったフランス兵たちが、敵のプロセイン側の捕虜にされたとき、収容所の食事でジャガイモを出された途端にパニックになり、震えあがったというほどです。またスコットランドでは1728年にジャガイモの栽培が禁止され、フランスでも1748年にジャガイモの栽培を禁止しました。医師たちも「食べると病気になる」と断言したほど危険視されていたのです。

後年、ジャガイモの毒性がソラニンによることが分かり、品種改良によって食べられるレベルにはなりました。しかし、ジャガイモの強毒性がなくなったわけではありません。

芽は、かなり広く深く取り除くことが大事です。芽がたくさん出たジャガイモは丸ごと捨てたほうがよいです。また未熟な小さなイモと、光が当たる場所に長時間置いたイモも、全体にソラニンが充満しているので食べないほうがよいでしょう。ソラニンは茹《ゆ》でたくらいでは分解されません。ソラニンは水溶性なので、茹で汁を飲んだりするのも危険です。

ナス科の植物には、ナス、トマト、ピーマンなどもあります。

トマトには、有毒なレクチン（トマチン）が含まれています。アンデス原産のトマトは、15～16世紀にアステカからヨーロッパに持ち込まれましたが、２００年もの間「虫垂炎や胃ガンを引きおこす危険がある」と断罪されました。今は品種改良によって食べられるレベルにはなりましたが、茎や葉にはおよそ２４００倍ものトマチンが存在します。ですからヘタを取り除き、皮をむいて種を除去し、煮込むか炒めるかして加熱すれば安全に食べられます。

ウリ科の植物

ウリ科の植物にも、レクチンが多く含まれています。きゅうり（胡瓜）、カボチャ（南瓜）、スイカ（西瓜）、ゴーヤ（苦瓜）、トウガン（冬瓜）など「瓜」がつくのはみんな、ウリ科です。これらのウリ科の植物には、「ククルビタシン」という強烈な苦味をもつレクチンが含まれています。ククルビタシンは実が成長するにつれて増えて、食べると下痢や腹痛をおこします。強い苦みを感じたら、それ以上食べないほうがよいでしょう。

小麦胚芽レクチンは、筋肉を萎縮させる！

腸から吸収されたＷＧＡ（小麦胚芽レクチン）は、筋肉細胞のインスリン受容体にも結合します。インスリン受容体にレクチンが結合してしまうと、インスリンが結合できなくなります。すると、ブドウ糖が細胞に入ることができなくなりますから、高血糖になります。

こうして高血糖になると、すい臓からインスリンがさらに分泌されます。そしてインスリンが多くなるほど、脂肪が脂肪細胞に取り込まれていき肥満になるのです。

一方で、ブドウ糖を取り込めなくなった筋肉細胞はエネルギー不足になりますから、萎縮していきます。

つまり小麦胚芽を多く摂れば、筋肉量が減ってしまうのです。

チャート9

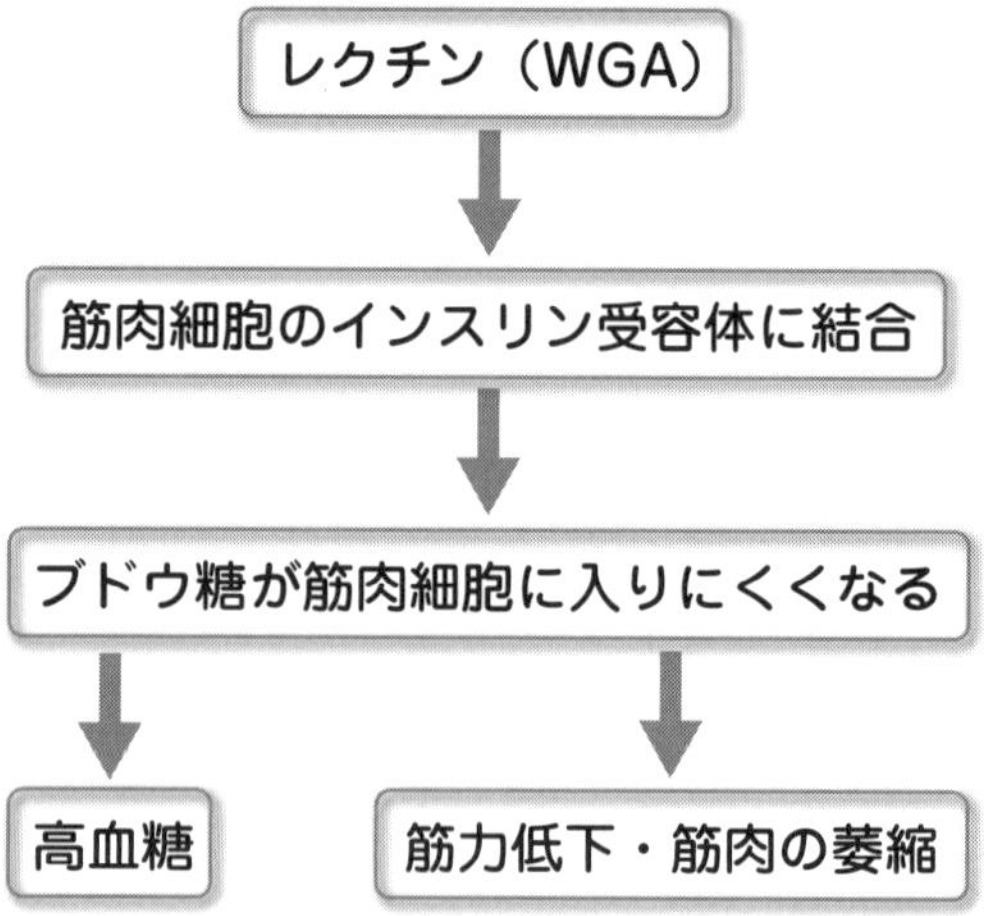
レクチン（WGA）
筋肉細胞のインスリン受容体に結合
ブドウ糖が筋肉細胞に入りにくくなる
高血糖
筋力低下・筋肉の萎縮

ナッツにはレクチンが多い

ナッツは木の種子ですから、当然レクチンも多く含まれています。

なかでもレクチンがダントツに多いのが、カシューナッツです。カシューナッツを毎日たくさん食べているとリーキーガットになって、身体のあちこちが痛くなりやすくなります。

カシューナッツのほかにも、アーモンド、ピーナッツ、ヘーゼルナッツ、松の実、ゴマ、ヒマワリの種、カボチャの種などにも、レクチンが多く含まれています。

ゴマは抗酸化成分も含まれていますが、レクチンも含まれていますし、炎症をおこしやすくするリノール酸も多く含まれているため、あまりたくさんは摂らないほうがよいでしょう。

遺伝子組み換えのトウモロコシは危険

トウモロコシにも、レクチンが多く含まれています。

とりわけ恐いのは、遺伝子組み換えされたトウモロコシです。２０００年にアメリカでおきた「スターリンク事件」は、レクチンの恐ろしさをまざまざと物語っています。

家畜の飼料用として認可された遺伝子組み換え「スターリンク」トウモロコシが、タコスの皮などの食品に混入してしまいました。そして、このトウモロコシが混入した食品を食べてしまった何百人もの人たちに、アレルギー症状がおきました。症状は、腹痛、下痢、アトピー性皮膚炎など様々で、重症になった人もいました。ある患者は、タコスを2つ食べた直後に呼吸困難に陥り、その後、心臓発作をおこして死亡したと報じられました。

その後の調査で、「スターリンク」に含まれるレクチン（殺虫性タンパク質 Cry9C）がアレルギーを引きおこしたことが分かっています。

農薬を減らすために開発された種子は、レクチンを多く作るように遺伝子組み換えが行われているのです。そんな種子を使っているのだとしたら、減農薬だからといってけっして安全とはいえないでしょう。

レクチンが、「生理痛・子宮筋腫・乳ガン」を引きおこす！

女性ホルモンのエストロゲンが多いと、子宮筋腫になりやすいことが知られています。またエストロゲンが過剰になると、乳ガンや卵巣ガンや子宮ガンなどになりやすいことが分かっています。

大事なのは、「なぜエストロゲンが過剰に分泌されるのか？」です。

エストロゲンは、卵巣から分泌されます。エストロゲンは、女性を女性らしい体型にするとともに、出血や痛みにも強くします。また、シワや動脈硬化を防ぐなど若さを保つためにも重要な働きをしています。

ところが過剰になると、子宮筋腫や乳ガンなどの原因にもなるのです。

エストロゲンを過剰に分泌させる犯人も、レクチンなのです。

レクチンは、卵巣や乳腺に蓄積しやすいのです。それは、「シアル酸」が多いからです。シアル酸は、細胞の表面にある「糖鎖《とうさ》」の先端にあるもので、ここにレクチンが結合します。シアル酸はすべての細胞の表面にありますが、とりわけ神経、軟骨、卵巣、乳腺などに多く存在します。

つまり腸から吸収されたレクチンは、神経や軟骨や卵巣や乳腺などに蓄積していくのです。

卵巣にレクチンが蓄積していくほど、卵巣からエストロゲンが多く分泌されるようになるのです。

そしてエストロゲンが多く分泌されるほど、子宮の内膜が増殖して肥厚《ひこう》します。子宮内膜が厚くなるほど、月経時に炎症が激しくなって生理痛が強くなるのです。

また、月経のたびに子宮の内膜が剝《は》がれて、その一部が卵巣に吸着すると、卵巣が炎症をおこして卵巣のう腫になり、卵巣ガンにもなりやすくなります。

腸から吸収されたレクチンは乳腺にも蓄積していき、炎症をおこしやすくします。さらに、卵巣から過剰に分泌されたエストロゲンも乳腺を刺激します。その結果、乳ガンになりやすくなるのです。

実際、乳ガンを患《わずら》った女性たちに聞いてみると、ほぼ例外なくパン食が多かった人たちで、とりわけ全粒粉のパンを食べていた人が多いのです。また、果物や豆も多く食べていることが分かりました。

チャート10

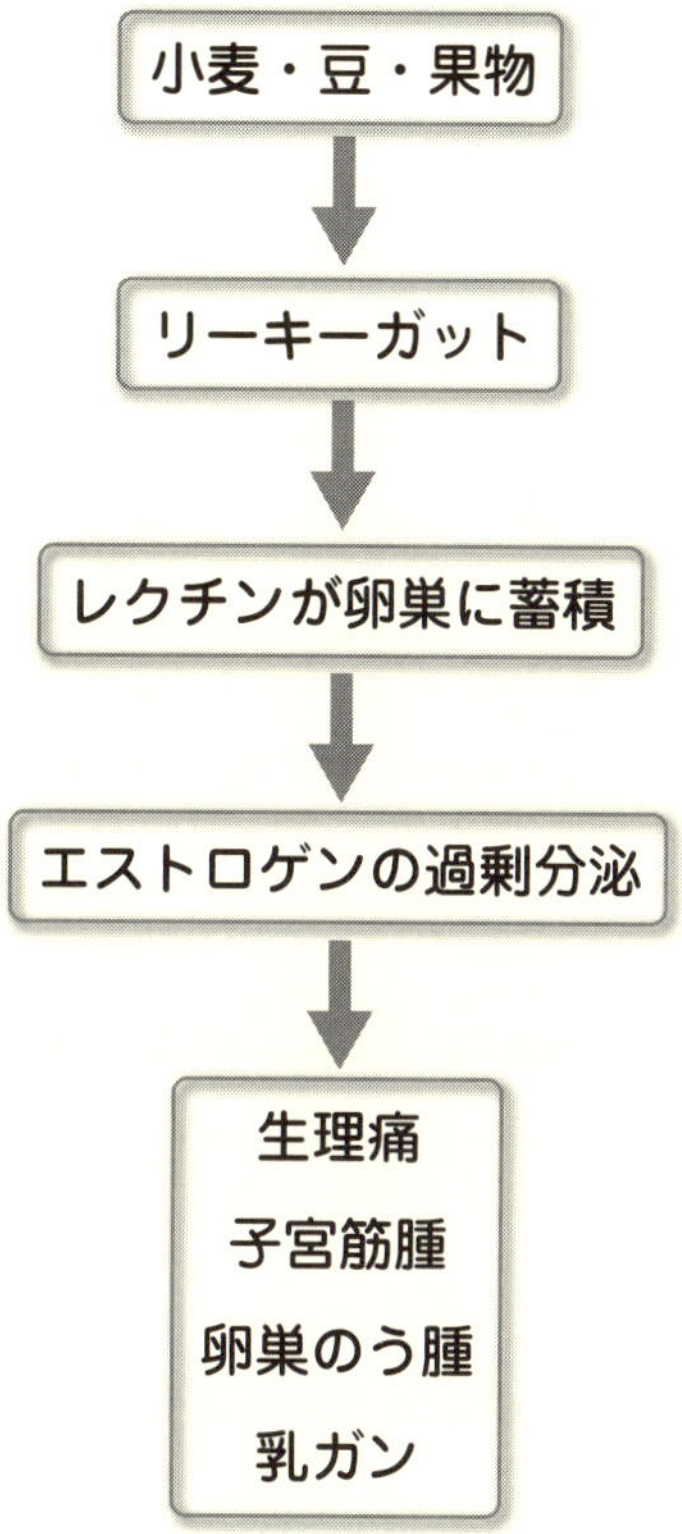

レクチンは「脳」も破壊する！

腸から吸収されたレクチンは、血液を介して脳にも運ばれます。たとえばレクチンの一種であるグルテンは、グルテニンとグリアジンに分解されて腸から吸収されます。すると血液の中で、「抗グリアジン抗体」ができます。抗グリアジン抗体は、血流によって脳に運ばれて、脳のオピオイド受容体に結合します。オピオイド受容体は、麻薬が結合する箇所です。ここに抗グリアジン抗体が結合すると、快感物質が放出されて、一時的に快感に満たされます。そのため、もっと食べたくなるのです。

ところが同時に、脳に軽度の炎症も生じます。そのため、これをくり返していると次第に脳が壊れていって、いずれうつ病や認知症になります。

さらにレクチンは、自律神経の副交感神経（迷走神経）を介しても脳に運ばれて、脳に蓄積していくことが分かっています[1]。

迷走神経は、脳から内臓に司令（アセチルコリン）を伝える神経と考えられてきました。ところが近年、脳から内臓へ司令を伝えるのは迷走神経のわずか10パーセントほどで、残りの90パーセントは内臓から脳へ情報を伝えていることが明らかになりました。

そして情報だけでなく、腸から吸収されたレクチンが迷走神経を介して脳に運ばれ、脳に蓄積していくのです。

脳の運動神経の中枢である黒質にレクチンが蓄積していくと、運動機能が傷害されます。黒質はドーパミンを分泌する箇所で、ここが損なわれるとドーパミンを分泌できなくなり、身体の動きを制御できなくなります。その結果、手足が小刻みに震えたり、歩行が困難になったりといった症状が現れます。パーキンソン病の症状です。

１９６０年代から１９７０年代にかけて、潰瘍の治療のために迷走神経離断術を受けた患者は、同年代の人に比べて、パーキンソン病の発症率が40パーセントも少なかったという中国での大規模な研究結果があります[2]。パーキンソン病の発症率が減ったのは、脳に移行するレクチンが大幅に減ったからだと考えられています。

また、菜食主義者にはパーキンソン病の発症率が高いことも明らかになっています。菜食主義者はレクチンの摂取量が多いからだと考えられます。

このようにレクチンは、脳にも蓄積していって脳を破壊していくのです。

リーキーガット&リーキーブレインが、「自閉症」を引きおこす

自閉症は長い間、脳の異常と考えられてきました。ところがカリフォルニア工科大学のイレイン・シャオ博士の研究から、「自閉症が腸の異常によっておきる」ことが明らかになっています。(3)(4)

シャオ博士は、自閉症モデルマウスを使った実験で、腸壁に隙間ができていることを確認し、血液中には「4EPS」という毒素が、正常マウスの46倍も多かったのです。そして普通のマウスに4EPSを注射すると、コミュニケーション能力が著しく低下しました。

4EPSは、腸内細菌が分泌した毒素です。つまり腸内細菌の毒素が、リーキーガットになった腸から吸収されて自閉症になるのです。

さらに近年明らかになったのが、レクチンによって「血液脳関門」も破壊されるということです。

グルテンをはじめとするレクチンを食べると、腸から「ゾヌリン」が分泌されます。ゾヌリンによって腸の栄養吸収細胞の密着結合がゆるんで、リーキーガットになります。

ゾヌリンは腸から吸収されて、血液脳関門も破壊します。

血液脳関門は、脳に必要なものだけを入れる脳を守るバリアです。このバリアがゾヌリンによって破壊されることで、脳に入ってはいけないものが無防備に入り込んでしまう状態になります。これが、「リーキーブレイン」と呼ばれる状態です。

リーキーブレインによって脳に炎症をおこさせる物質が脳に流れ込むことで、脳の機能が低下します。その結果、うつ病や自閉症、認知症などになると考えられます。

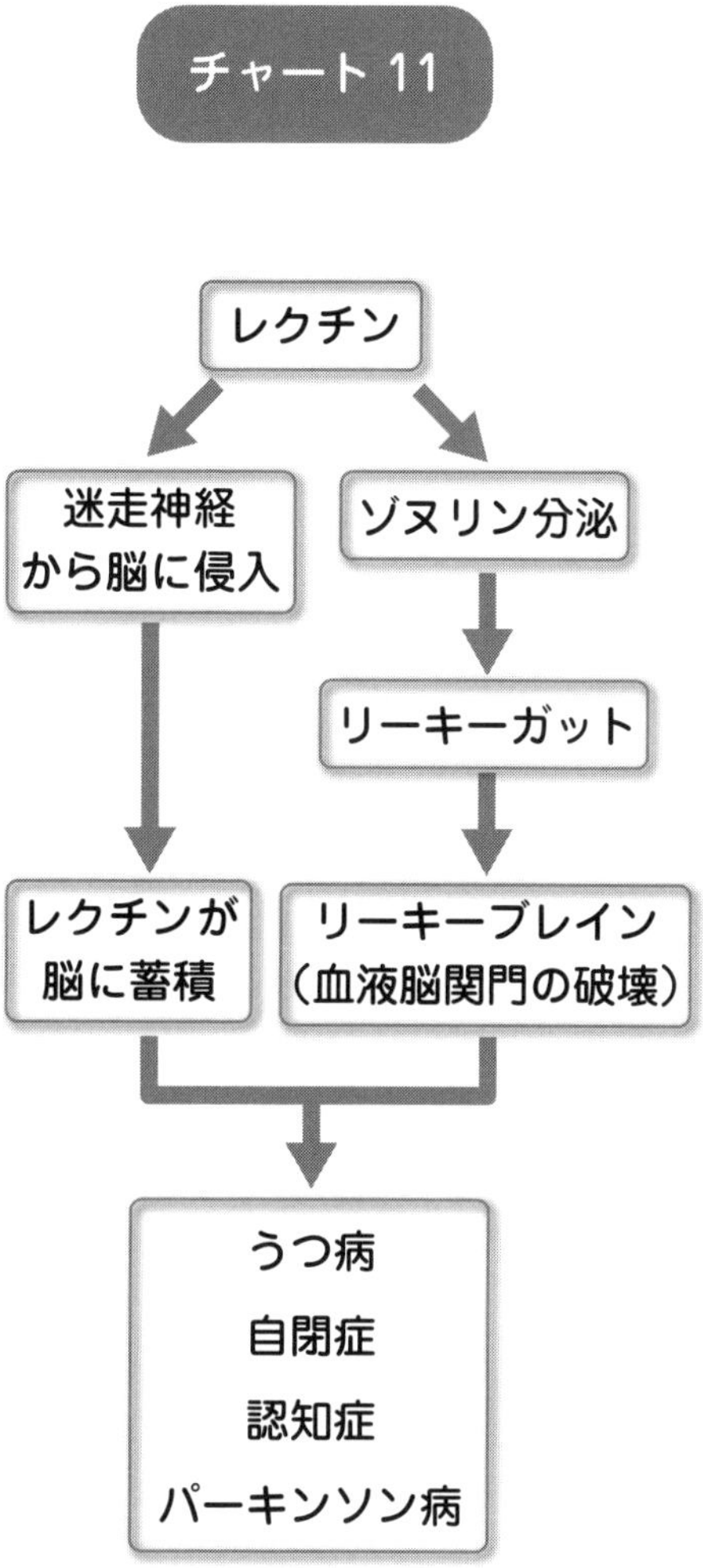

第四章　食物繊維を摂りすぎると「腸内ガス」が過剰に発生する！

過剰な腸内ガスはＳＩＢＯ《シーボ》が原因だった！

「昼間は痛くないのに、夜寝ていると腰が痛くなる」という人がいます。こういった腰痛の原因は、『過剰な腸内ガス』にあるのです。ガスで膨張した大腸が、足腰への血管を圧迫して腰痛がおきるのです。通常ガスが発生するのは大腸ですが、小腸でもガスを発生している人が多いのです。

腸内ガスの大半は、水素です。体内で水素を発生するのは、腸内細菌による発酵だけです。したがって呼気の水素量を測れば、腸内でどれだけガスが発生しているかが分かります。

呼気の水素量が多いということは、腸内でガスをたくさん発生しているということで、それはつまり腸内細菌が異常に増殖していることを意味しています。そのような病状をＳＩＢＯ《シーボ》（Small Intestinal Bacterial Overgrowth　小腸内細菌増殖症）といいます。

健常者の場合、腸内ガスの発生量は、内容物が大腸に達する食後2時間くらいでピークになります。ところが小腸でも腸内細菌が増殖している人は、食後1時間くらいでピークに達し、さらに2時間後にも発生量が増えます。正常レベルは10ppm以下で、食後5時間もたって胃腸がほぼ空っぽになればほぼ0ppmになるはずです。

ところが、腰痛を訴える人たちの呼気水素濃度を測定してみると、食後5時間以上たっても40〜50ppm台ある人が多く、なかには160ppmという人もいました。さらに乳ガンを患ったある女性は、ナント！　1000ppmを超えていました。

このように異常に多い腸内ガスが、腰痛だけでなく、胃酸の逆流やポッコリ腹、便秘や下痢、高血圧、呼吸困難など実に様々な症状を引きおこすのです。

胃酸の逆流に「胃酸を抑える薬」は逆効果！

胃酸が逆流して困っている人は、「ガスター10」のような胃酸を抑える薬を服用しているでしょう。ところが胃酸を抑える薬によって、かえって胃酸が逆流しやすくなってしまうのです。どういうことか、順に説明していきましょう。

胃酸が逆流するのは、胃酸が過剰に分泌されるからではなく、過剰な腸内のガスによって押し上げられて逆流するのです。

腸内ガスを発生するのは、腸内細菌です。本来、腸内細菌は大腸にたくさんいて、胃や小腸はほとんどいないのが正常です。胃酸によって、胃の内容物が殺菌されるからです。ところが胃酸を抑える薬によって胃酸の分泌を減らしてしまうと、胃の内容物の殺菌が不十分になりますから、小腸内で細菌が増殖してしまうのです。

つまり、薬で胃酸を抑えることによって小腸内で細菌が異常に増殖して、腸内ガスが過剰に発生するようになって、そのガスによって胃酸が逆流するのです。したがって、胃酸を抑える薬は逆効果になってしまうのです。

胃酸の逆流を防ぐには、腸内の細菌を減らせばよいのです。腸内細菌を減らせば腸内ガスが減って、胃酸が逆流しなくなってきます。腸内細菌を減らす方法は、のちほど説明します。

また胃酸の逆流を抑えるには、重曹が効果的です。ティースプーン3分の1くらいを適当な水に溶かして飲めば、重曹の弱アルカリ性によって胃酸を中和できます。

「ポッコリ腹」も「食後の下痢」も、腸のむくみが原因！

下腹がポッコリ出るのも、皮下脂肪のせいだけではなく、「腸のむくみ」によるものです。

腸がむくむのは、小腸で消化できないものを食べすぎているからです。消化できないものが入ってくると、腸は薄めようとして消化液をたくさん分泌します。そのため腸内の水分が過剰になり、むくんで下垂するから、下腹がポッコリ出るのです。

さらに、小腸で過剰に分泌された水分は、そのまま大腸に流れ込みます。大腸の脱水力が低下すると、水状の便が出ることになります。

つまり、食後に下痢するというのは、消化できないものを食べすぎているのです。

消化できないものが入ってくることで腸の水分量が増えて、そのうえガスも多く発生します。すると大腸は、まるでガスが充填《じゅうてん》されたスプレー缶のような状態になってしまいます。そして食後に胃が動き出すと、反射的に大腸も動いて水分が直腸に押し寄せてきます。水圧に耐えられなくなって急いでトイレに入ると、水圧とガス圧で勢いよく噴射されます。

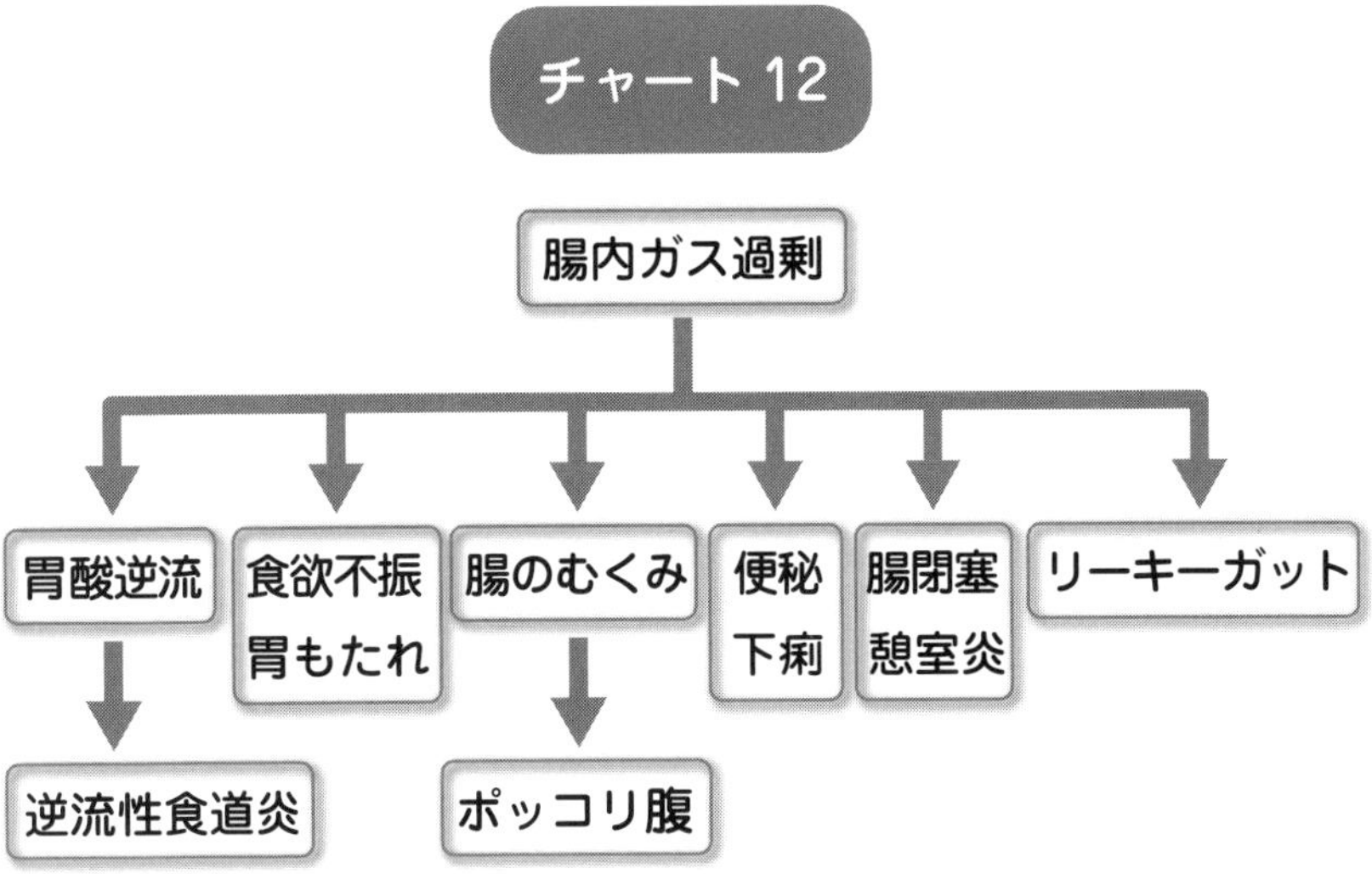

こんなことをくり返しているうちに、大腸の動きが悪くなって便秘になります。

ガンコな便秘に「食物繊維」は逆効果！

便秘改善のために不溶性の食物繊維を多く摂ることも、逆効果になります。便を排出するには、腸管を縮めなくてはいけません。ところが食物繊維によって腸内ガスが増えて膨張していると、腸管を縮められず便を押し出せなくなるのです。

「豆、芋、根菜」などの食物繊維をたくさん摂り続けていると、腸内で石のような繊維の塊ができて、腸を詰まらせてしまうこともあります。

食物繊維が多すぎると大腸で異常発酵がおこり、ガスがたくさん発生します。そして、酪酸《らくさん》・酢酸・プロピオン酸といった短鎖脂肪酸が大量に作られて酸性になり、下痢や腹痛がおきるのです。

英国のアダムらが、カプセル内視鏡を使って過敏性腸症候群の患者さんの腸内を調べた結果、「過敏性腸症候群の人たちは、健康な人と比べて大腸内の酸度が高い」ことがわかりました。つまり、大腸内の短鎖脂肪酸が多いほど大腸内が酸性になり、酸度が高いほど大腸の動きが悪くなるのです(5)。

また、「過敏性腸症候群の85パーセントがSIBOだった!」という研究報告もあります(6)。

便秘や下痢に悩まされている人は、腸内細菌を減らして、腸内ガスの発生量を減らすことが大事なのです。それには、食物繊維の摂取量をもっと減らすことです。

「憩室炎」も「腸閉塞」も腸内ガスが原因だった!

腸内ガス自体は水素ですから毒ではありませんが、ガスの量が多すぎると様々な弊害が出ます。

大腸の過剰なガスは、大腸壁の弱い箇所を外側に押し出して、くぼみを作ります。このくぼみが「大腸憩室《けいしつ》」といわれるもので、この憩室に細菌が繁殖して炎症をおこすと憩室炎になります。

腸内ガスで膨張した腸管が、その周囲の腸管を押しつぶします。すると「腸閉塞」をおこしやすくなります。とくに開腹手術をしたことがある人は癒着しやすいため、腸閉塞をおこしやすくなります。

腸閉塞は、腸内ガスだけでなく、レクチンも原因となります。レクチンはボンドのような働きをして、腸壁どうしをくっ付きやすくするのです。

また小腸がガスで膨張すると、腸壁が過度に引き伸ばされてリーキーガットになります。ゴムチューブを過度に膨らませると、ゴムに亀裂が入ってしまうのと同じです。

腸内でガスを発生するのは細菌ですから、「腸内ガスが多い」ということは「腸内細菌が異常に増殖している」ということです。

実は、小腸で細菌を増やす手助けをしているのは、レクチンなのです。レクチンがボンドのような働きをして、腸壁に細菌を粘着しやすくするのです。

つまりレクチンによってリーキーガットになり、細菌も増殖するのです。そしてリーキーガットになった腸から、タンパク質や細菌が吸収されて、腸に炎症がおきます。それによって免疫が過剰に働いて血液中の「炎症性サイトカイン」が増加し、身体のあちこちに痛みや炎症がおきやすくなり、脳の機能も低下するのです。

腸内ガスを増やす「FODMAP《フォドマップ》」

腸内ガスが多いということは、腸内細菌が異常に増殖しているということです。

腸内細菌を増やすエサとなるのが、食物繊維をはじめとする「発酵性・難消化性の糖質」です。小腸で消化されないものは腸内細菌のエサになり、エサを細菌が食べると発酵してガスが出るのです。

そんな「発酵性・難消化性の糖質」の頭文字をまとめたのが、FODMAP《フォドマップ》と呼ばれる食品群です。名付けたのは、オーストラリア・メルボルンのアルフレッド病院の胃腸科部長、モナシュ大学の医学部教授であるピーター・ギブソン医博たちです。ギブソン博士たちは、「ＦＯＤＭＡＰを控えれば、様々な胃腸症状が改善する」と提唱しています。

Fermentable（発酵性）――小腸で消化されず、大腸で腸内細菌によって発酵してガスを出す食品。豆類・イモ類
Oligosaccharides（オリゴ糖）――フラクタン・ガラクトオリゴ糖・フラクトオリゴ糖
Disaccharides（二糖類）――乳糖
Monosaccharides（単糖類）――果糖
And
Polyols（人工甘味料）――アセスルファムカリウム・アスパルテーム・キシリトール・マルチトール・ソルビトール・マンニトール・ポリデキストロース・イソマルト

「ガラクトオリゴ糖」は、ガラクトースが多数つながったオリゴ糖で、豆類をはじめ、サツマイモ、サトイモ、ゴボウ、キクイモなどに多く含まれています。ガラクトオリゴ糖を消化・吸収できる人はいません。豆や芋を食べるとガスが多く出るのは、ガラクト

オリゴ糖が多いからです。

「フラクトオリゴ糖」は、ショ糖に1〜3個の果糖が結合した難消化性のオリゴ糖で、バナナ、タマネギ、ネギ、ニンニク、ゴボウ、アスパラガス、大豆などに多く含まれています。バナナやタマネギを食べるとガスが多く出るのは、フラクトオリゴ糖が多いからです。

「フラクタン」は、果糖が多数つながったオリゴ糖で、小麦・豆類・果物に多く含まれています。フラクタンを消化・吸収できる人はいません。

〈フラクタンが多い食品例〉

果　物——桃・白桃・柿・コダチトマト・スイカ・ザクロ・ランブータン

野　菜——タマネギ・青ネギの白部・ニンニク・ニラ・シャロット・西洋アザミ

穀　類——小麦・ライ麦・大麦

豆　類——大豆・大豆プロテイン・植物性タンパク・小豆・黒豆・ヒヨコ豆・ヒラマメ

ナッツ——カシューナッツ・ピスタチオ・アーモンド・ヘーゼルナッツ

飲み物――カモミールティ・フェンネルティ・チッコリーティ
繊維質――小麦ふすま（bran）・イヌリン・フラクトオリゴ糖

フラクタンはとりわけ小麦とタマネギに多いので、小麦とタマネギを控えることが重要です。

小麦は、グルテンによって腸壁の栄養吸収細胞どうしの密着結合がゆるんでリーキーガットを引きおこし、そのうえフラクタンによってガスが大量に発生して、下痢や腹痛、便秘などの原因にもなります。

甘いタマネギが血糖値を上げないのは、タマネギの甘みがフラクタンによるものだからです。タマネギだけでなく、ニンニクや白ネギやラッキョウなどもフラクタンが多いので、ガスや下痢に悩んでいる人はあまり食べないほうがよいでしょう。

牛乳・チーズ・ヨーグルトなどの乳製品に含まれる「乳糖」も、成人の大半が消化できないため、腸内ガスや下痢の原因となります。腸内環境に良いといわれているヨーグルトや乳酸菌飲料も、逆効果となることがあるのです。

成人後も乳糖の消化酵素が分泌される人は問題ないかというと、そうではありません。乳糖はラクターゼという消化酵素によって、ブドウ糖とガラクトースに分解されます。ガラクトースは反応性が高く、果糖と同様、急速に老化物質のＡＧＥ（終末糖化産物）を生成します。ですから、乳糖を消化できないほうがむしろ安全なのです。幸か不幸か乳糖を消化できる人でも、牛乳や乳製品をあまり多くは摂らないほうがよいでしょう。

人工甘味料のアセスルファムカリウムやアスパルテーム、キシリトール、マルチトールなどはすべて糖アルコールで、小腸から吸収されないため血糖値を上げません。吸収されないから悪い影響はないかというと、そんなことはありません。腸内細菌のバランスを悪化させ、糖代謝の能力も低下させるため、砂糖に比べて2倍も糖尿病になりやすくなることが分かっています(7)。

これらの人工甘味料は、お菓子や清涼飲料水をはじめ、「糖質オフ」を謳った清涼飲料水やビール、ダイエット商品やチョコレート、スポーツドリンク、「カロリーメイト」や「ウイダーinゼリー」などの栄養補助食品、プロテイン製品などに添加されています。

低FODMAP食の進化版「ファスト・トラクト・ダイエット」

低FODMAP食をさらに進化させたのが、アメリカの胃腸専門医であるノーマン・ノビラード博士です。

ノーマン博士は次の5つの成分が腸内ガスを発生させることを証明し、この5つの成分を控える「ファスト・トラクト・ダイエット」を提唱しています。ファスト（fast）は「困難」、トラクト（tract）は「消化管（胃腸）」の意味です。

①乳糖　②果糖　③難消化性デンプン（レジスタント・スターチ）　④食物繊維
⑤人工甘味料

乳糖は、牛乳をはじめチーズやヨーグルトなどに含まれています。

果糖は、果物と果汁のほか、砂糖や果糖ブドウ糖液糖などに含まれています。

難消化性デンプンは、タピオカ（生の芋粉）をはじめ、冷蔵庫で冷やしたご飯に多く含まれています。消化されなければ血糖値は上がりませんが、その代わりにガスが発生するのです。

お米のデンプンは、ブドウ糖の結合の仕方によってアミロースとアミロペクチンに大別されます。アミロースは消化されにくいため、アミロースが多いタイ米などは腸内ガスを多く発生します。一方、アミロペクチンは消化されやすいため、アミロペクチンが多いコシヒカリなどは腸内ガスをほとんど出しません。

ＦＯＤＭＡＰ説と決定的に異なるのは、食物繊維を加えたことです。食物繊維は消化されないため、腸内細菌が分解します。すると、発酵してガスが発生します。食物繊維は、雑穀や豆類や芋類、野菜や果物、キノコやタケノコなどに多く含まれています。

食物繊維は腸をきれいにすると信じられていますから、腸を良くするためになるべくたくさん食べるように心がけている人が多いでしょう。ところが実は、たくさん食べるほどガスが多く発生して、逆に腸の具合が悪くなってしまうのです。

食物繊維の弊害を説いたのは、私が知るかぎりノーマン博士が初めてです。

最後は、アセスルファム・カリウムやアスパルテーム、スクラロースなどといった人工甘味料です。これらは吸収されないので血糖値は上げませんが、腸内細菌によって発酵してガスを発生します。

ノーマン博士は、この5つの成分をできるだけ控えることで、過敏性腸症候群やＳＩＢＯ、胃酸の逆流などといった症状が改善していくことを臨床データで証明しています。

第五章　果物と青野菜の弊害

果糖が「高脂血症・肥満・痛風・高血圧」を引きおこす

一般に、果物はビタミンCや抗酸化成分が多いため、ヘルシーな食品だと考えられています。ところが実際には、果物はもっとも老化を早める食品なのです。

その理由は、果糖にあります。

果糖は、ブドウ糖と違って細胞が利用できません。そのため吸収されると、すぐに肝臓で中性脂肪に変換されます。そうして肝臓に脂肪が溜まっていくと、脂肪肝になります。

脂肪肝になると、高脂血症になります。中性脂肪が腹部に蓄積していくと、ウエストが肥大してメタボ体型になります。

また脂肪肝になると尿酸が多く生成されるため、痛風になりやすくなります。

血液中の尿酸が多くなると腎臓から尿酸を排泄する量が増えるため、腎臓の負担が多くなります。

腎臓の負担が増えると、腎臓からレニンというホルモンが分泌されます。レニンは、血液中のアンジオテンシンを活性化します。さらにＡＣＥという酵素が働いて、血圧が上がります。

つまり果糖をたくさん摂るほど、肝臓に脂肪が蓄積して、高脂血症や肥満、痛風、高血圧などになりやすくなるのです。

果糖が「老化」を早める

さらに果糖は、ＡＧＥｓ《エイジス》を増やします。ＡＧＥｓはAdvanced Glycation End-products（終末糖化産物）の略で、老化を促す物質です。ＡＧＥｓは高血糖になるとたくさん生成されますが、果糖はナント！　ブドウ糖の10倍も多くのＡＧＥｓを生成するのです。だから果糖を多く摂取するほど、早く老化することになるのです。

ＡＧＥｓは、どのように老化を促すのでしょうか？

身体の弾力性を維持しているのが、「コラーゲン」です。ＡＧＥｓはコラーゲンを劣化させて、弾力性を失わせていくのです。

もう少し詳しく説明しましょう。コラーゲンは、アミノ酸がたくさんつながったアミノ鎖が、3本三つ編みのように絡まった構造をしています。このネット構造によって、弾力性を生み出しているのです。

AGEsは、コラーゲンのネット構造の隙間に潜りこみます。すると免疫細胞がAGEsを貪食《どんしょく》しますが、そのときAGEsだけでなく周囲のコラーゲンも一緒に貪食してしまいます。それでも若いうちはすぐに修復されますが、歳をとるとすぐには修復できなくなってコラーゲンがどんどん減ってしまいます。その結果、弾力性が失われていくのです。

コラーゲンの弾力が失われると、どうなるのでしょうか？

皮膚のコラーゲンならば、肌の弾力性がなくなり、シワが増えます。

血管の平滑筋コラーゲンならば、血管が硬くなり、血圧が高くなり、心筋梗塞や脳梗塞のリスクが高くなります。

筋肉や靭帯《じんたい》のコラーゲンならば、筋力が弱くなり、首痛や五十肩になります。

軟骨や椎間板のコラーゲンならば、関節炎や椎間板ヘルニアになります。

骨も3分の1はコラーゲンでできています。骨のコラーゲンの弾力が失われると、徐々に骨がつぶれて変形してきます。その結果、変形性膝関節症や脊柱管狭窄症になります。

コラーゲンの弾力が失われると、こういった弊害が次々におきてくるのです。そしてコラーゲンの弾力を失わせるのはAGEsで、体内でAGEsをもっとも多く生成するのが果糖なのです。

つまり果糖を多く摂るほど、老化物質のAGEsが多く生成されて、コラーゲンが硬化して老化していくのです。

果糖が「糖尿病やすい臓ガン」を引きおこす

果糖は、肝臓の代謝と炎症に関する酵素を活性化します。それによってインスリン抵抗性が高くなり、いずれ糖尿病になります。

そして肝臓でのインスリン抵抗性は、すい臓のインスリン分泌を促して、すい臓の負担を増やします。高濃度のインスリンは、ガン細胞の増殖も促します。

アップルの創業者、スティーブ・ジョブズも、「果物しか食べない」という食生活を何年間もしていたために、すい臓ガンになりました。

映画でスティーブ・ジョブズ役を演じることになった俳優のアシュトン・カッチャーが、役作りのために一ヵ月間ジョブズを真似て果物だけを食べる食生活を続けたところ、インスリンとすい臓の異常で入院する羽目になりました。

このように果物を多量に摂取すれば、すい臓の機能を狂わせて、糖尿病やすい炎、すい臓ガンなどのリスクを高めるのです。

要するに、果糖は「毒」なのです。

果糖は果物だけでなく、「果糖ブドウ糖液糖」としてほとんどの菓子や清涼飲料水に入っています。スポーツドリンクや乳酸菌飲料、ノンアルコールビールにも入っています。

買う前に必ず成分表示をよく見て、「果糖」と書いてあったら買わないことです。

硝酸態窒素は「大腸ガン」の原因になる

「健康のために緑黄色野菜をたくさん食べましょう」といわれています。緑黄色野菜に含まれるポリフェノールやフラボノイドなどの色素に、抗酸化力があるからです。

しかし、ホウレン草や小松菜、チンゲン菜、春菊といった青野菜には、身体にとって良くない成分も含まれているのです。

なかでもホウレン草は、緑黄色野菜の代表のように思われています。かつての人気アニメ「ポパイ」から、ホウレン草を食べると筋肉隆々になるといったイメージもあるでしょう。

しかし実際には、ホウレン草をいくら食べても筋肉が増えるわけではなく、乳児の死亡事件(ブルーベビー事件)もおきているのです。

1950年代にアメリカで2000人もの乳児が酸欠中毒(チアノーゼ)になり、そのうち160人が死亡しました。原因は何年も不明でしたが、自宅の井戸水に疑いをもった農家の父親が、アイオワ州立大学のコムリー教授のもとに井戸水を持ち込んだことで、この中毒の原因が明らかになりました。

その井戸水には、高濃度（1リットル当たり45ミリグラム）の硝酸塩が含まれていたのです。硝酸塩が乳児の胃の中の細菌（乳児は胃酸が分泌されないため、細菌が繁殖しやすい）によって亜硝酸に変わって血液に吸収され、赤血球のヘモグロビンと結合していたのです。亜硝酸と結合したヘモグロビン（メトヘモグロビン）は酸素を運べなくなり、酸欠で死亡したのです。ヒトの乳児では、亜硝酸と結合したヘモグロビンが20パーセントを超えるとチアノーゼが発症し、40パーセントを超えると命が危ないとされています。

硝酸塩は井戸水だけでなく、ホウレン草にもたくさん含まれています。そのため裏ごししたホウレン草を離乳食として与えたことでも同じことがおき、酸欠中毒になったのです。

この中毒事件の原因が解明されて、WHOとFAO（国連食糧農業機関）の専門委員会は、「硝酸イオン1リットル当たり22ミリグラム以上の水を乳幼児に飲ませるべきではない」と警告しています。

胃酸が分泌される成人でも、安全とはいえません。硝酸態窒素は胃酸と反応して、ニトロソアミンという発ガン性物質に変化するからです。そのため大腸ガンをはじめ、糖尿病や腎機能障害などの原因となります。

ヨーロッパでは硝酸態窒素に対して厳しい規制があり、EUの基準値は約3000ppm（1キログラム当たり3グラム）と決められています。それを超える野菜は汚染野菜として扱われ、販売できません。ところが日本は表示義務すらありません。自衛するには、硝酸態窒素を多く含む葉野菜を食べないことです。

硝酸態窒素は、肥料で与える窒素が葉に蓄えられたものです。ですから肥料を多く与えるほど、多くの硝酸態窒素が葉に蓄積されます。それでも十分に光合成が行なわれれば、窒素がタンパク質に変わるから問題ないのですが、即席栽培やハウス栽培のように光合成が不十分だと硝酸態窒素のまま葉に残留します。

硝酸態窒素を多く含む野菜は、ホウレン草、小松菜、チンゲン菜、春菊などといった〝緑色の濃い〟葉野菜です。つまり濃い緑色は葉緑素の色ではなく、硝酸態窒素の色なのです。
葉野菜はキャベツとかレタスのように、なるべく色の薄いものを食べるほうが良いのです。またブロッコリーのような花菜には、硝酸態窒素はあまり含まれていません。

茶畑には通常、水田の10倍以上の窒素肥料が使われています。そのため緑茶にも硝酸態窒素が多く、とくに玉露や抹茶には多く含まれています。お茶に含まれる硝酸イオンは、玉露1リットル当たり1000〜1300ミリグラム、煎茶1リットル当たり700〜850ミリグラム、番茶1リットル当たり350〜500ミリグラム、となっています。ですから緑茶も、あまりたくさんは飲まないほうがよいでしょう。

青汁にも、硝酸態窒素がたっぷり入っています。また野菜汁が何日も腐らないのは、保存料が入っているからです。
レクチンがたっぷり入った豆乳とキナコに、硝酸態窒素が多い青汁を混ぜて飲むというのは、最悪の「リーキーガット・カクテル」といえます。

野菜はそれほど要らない

「毎日350グラムの野菜を食べる必要がある」といわれていますが、実はそんなに食べる必要はないのです。

イヌイットたちはまったく野菜を食べませんが、便秘で困る人はいませんし、ガンやリウマチや糖尿病になる人もほとんどいません。

私自身も、野菜を食べる量を大幅に減らしたことで胃腸の具合がとても良くなり、食後の下痢もなくなり、毎日快便になりました。毎日食べる平均的な野菜の量はわずか10グラム程度ですが、まったく問題ありません。

野菜を必要以上に食べているために、腸内で細菌が異常増殖して腸内ガスが多く発生し、そのガスによって胃腸の機能が損なわれてしまうのです。とくに根菜やキノコなど不溶性の食物繊維が多いものをたくさん食べることで、腸内ガスが過剰に出るようになってしまうのです。

便秘の人は努めて食物繊維が多いものを食べるようにしている人が多いですが、逆効果になります。不溶性の食物繊維を多く摂るほど腸内ガスが多く発生し、ガスで腸管が膨張してしまうと腸管を縮めることができなくなって便を押し出すことができなくなるからです。

さらに野菜をいくら食べても、体液のミネラルバランスを整えることはできません。野菜に含まれるミネラルは、体液のミネラルバランスとは大きく異なるからです。私たちの体液のミネラルバランスに近いのは、海藻と野草です。ですから野菜よりも、海藻や野草のほうがずっと身体には良いのです。

ワカメや青ノリ、アオサ、モズク、ヒジキなどといった海藻をみそ汁に入れる程度で十分で、たくさん食べる必要はありません。とくに昆布は、ヨードの過剰になる恐れがありますから摂りすぎないように注意する必要があります。ヨードを摂りすぎると、甲状腺が悪くなるからです。

野草もアクを取ってから食べることが大事です。アクを摂りすぎると、結石ができやすくなるからです。

ミネラルは海藻や野草から摂れるとしても、ビタミンはどうなのかと思うかもしれません。

実はビタミンの大半は、肉や魚から摂れるのです。味噌にも多くのビタミンが含まれています。摂れないのはビタミンCくらいですが、ビタミンCも一日に必要なのはわずか80ミリグラムです。ビタミンCの含有量が１０００ミリグラムもあるドリンクやサプリメントが市販されていますが、必要以上に摂ってもすぐに尿に排泄されてしまうだけです。

ちなみに、おススメの野菜はキャベツとブロッコリーです。これらの野菜からビタミンCも摂れますし、胃に良い成分も含まれています。

野菜だけでは生きられない

世の中には稀に、毎日野菜ジュース1杯飲むだけで生きているという人もいます。また牛や羊などの草食動物も、草だけで立派な身体を作っているのだから、人間も野菜だけで生きられるのではないかといったおかしな説を唱える人もいます。

しかし、それは明らかに間違いです。

草食動物が草だけで生きられるのは、「反芻胃《はんすうい》」と呼ばれる特殊な前胃のおかげです。反芻胃には3種類ありますが、なかでも重要なのが第一胃の「ルーメン」です。ルーメンの体積は、成牛で200リットルにもなります。このなかに600種を超える「ルーメン細菌」が棲息していて、ものすごい勢いで連続的に発酵し増殖し続けています。一晩に1個の細菌が1兆個にもなるほどです。

実はこのルーメン細菌が、草食動物にとって必要な栄養をすべて作り出しているのです。ビタミンもアミノ酸も、草を消化して得ているのではなく、ルーメン細菌が作っているのです。また消費エネルギーの70〜80パーセントは、ブドウ糖ではなく、食物繊維を分解して作る酪酸やプロピオン酸です。

馬は、牛とは違って胃は一つしかありませんが、大腸が発達していて、長く発達した大腸に微生物が棲息しています。この微生物が草の繊維質を発酵し、生命活動に必要な栄養素を生み出し、大腸内で発酵した有機酸が総エネルギーの約50パーセントを賄《まかな》っています。

それに対して人間は、反芻胃がありませんし、ルーメン細菌もいませんし、馬ほど大腸が発達しているわけでもありません。野菜ジュースだけで生きられる人は、おそらくルーメン細菌か馬の大腸内の微生物と同じ働きをする腸内細菌が棲息しているのかもしれませんが、それは数百万人に一人いるかどうかというほどきわめて稀なケースであって、野菜をたくさん食べれば誰もがそうなるわけではありません。基本的に人間は食物繊維を消化できませんから、野菜から十分な栄養を摂ることはできないのです。

第六章　漢方薬もリーキーガットの原因になる！

リーキーガットは薬も大きな原因で、漢方薬も例外ではありません。

まずは、リーキーガットの原因となる一般薬から紹介しましょう。

痛み止め

痛み止めは「解熱消炎鎮痛剤」のことで、ステロイド性と非ステロイド性があります。

一般的に薬局で購入できるのは非ステロイド性のもので、病院で処方されるロキソニンなども非ステロイド性のものです。

非ステロイドならば安全、というわけではありません。

非ステロイド性の解熱消炎鎮痛剤には、「胃腸壁を傷めやすい」という特徴があります。

そのため医師は、必ず胃薬を一緒に処方します。しかし胃薬で胃は守れても、腸壁まで守れるわけではありません。

なぜ非ステロイド性の痛み止めが、胃腸壁を傷めるのか？　痛みを軽減するしくみから説明しましょう。

炎症がおきて細胞が壊れると、細胞膜の脂肪酸が血液中に流れ出します。その脂肪酸は、アラキドン酸といいます。血液中に流れ出たアラキドン酸は、酸化酵素によって次々と変化していき、最終的に「発痛物質」や「痛みの増強物質」を作り出します。発痛物質だけではたいして痛みを感じませんが、痛みの増強物質によって痛みが強く感じるのです。

音源は小さくても、アンプで増幅すれば大きな音になるのと同じです。音源はゼロにできなくても、アンプで増幅しなければ音を小さくできるわけです。

それと同じで、発痛物質はなくせませんが、痛みの増強物質を減らせば痛みを軽減できるのです。痛みの増強物質が「プロスタグランジン」です。

非ステロイド性の痛み止めは、痛みを増強させるプロスタグランジンを作らせないようにして痛みを軽減するのです。

ところがプロスタグランジンには、「胃腸壁を守る」という働きもあるのです。したがって痛みを軽減させるためにプロスタグランジンを減らしてしまうと、胃腸壁が荒れやすくなって炎症や潰瘍ができやすくなってしまうのです。

ですから、毎月、生理のたびに痛み止めが欠かせないとか、偏頭痛がおきるたびに痛み止めを飲んでいるとかしていると、リーキーガットになってしまうのです。そしてリーキーガットが進めば進むほど、生理痛も偏頭痛もおきやすくなっていくのです。そうして痛み止めの使用量が徐々に増えていくと、ますますリーキーガットも悪化していくという悪循環に陥ってしまうのです。

こういった副作用は飲み薬だけでなく、湿布でも軟膏でも座薬でも同じことがおこります。痛みを増強させるプロスタグランジンを作らせないための成分が、皮膚や直腸から血液中に入って全身に回るからです。

痛み止めは便利ですが、常用するのは危険なのです。

ホルモン剤

ステロイド剤や女性ホルモン剤も、リーキーガットの原因になります。

ステロイド剤は病気によっては使用せざるを得ない場合もありますが、長期に使い続けるとリーキーガットになるだけでなく、副腎の機能も低下します。

女性ホルモン剤（エストロゲン）は、不妊治療や更年期障害のために使われています。不妊治療のために女性ホルモン剤を使うとリーキーガットになって、ますます妊娠しにくくなってしまうのです。さらにエストロゲン剤には、乳ガンや子宮ガンなどのリスクを高める副作用もあります。

安易に女性ホルモン剤に頼るよりも、リーキーガットを改善して妊娠しやすい身体になるほうが大事ではないかと思います。

そのうえで、「エクオール」を摂取すると良いでしょう。エクオールは、大豆のイソフラボンから腸内細菌によって作られる女性ホルモン様の物質で、生理痛を軽減し、更年期障害も軽減してくれます。しかし腸内でエクオールが作れる人は、2人に1人だといわれています。エクオールを作れない人は、大豆製品やイソフラボンを摂っても効果がありません。

今日、エクオールは発酵技術によって作られていますので、良質なサプリメントを摂取するのが賢明でしょう。

抗生物質

抗生物質は、病原細菌によっておきた感染症に必要です。しかし、ウイルスには効きません。インフルエンザも風邪も原因はウイルスですから、抗生物質は無効です。

抗生物質の弊害は、腸内の有益な菌も殺してしまうことです。とくに広域抗生物質（広い範囲の細菌種に効く抗生物質）は、殺せる細菌の種類が多いので副作用がおきやすいのです。

抗生物質によって腸内の有益な菌が死んでしまうと、カンジダのような日和見菌が異常増殖してしまうことがあります。なかでも深刻なのがクロストリジウム・ディフィシルという菌で、アメリカで大きな問題になっています。このクロストリジウムによって大腸炎がおきると、ほとんどの場合一ヵ月以内に死亡するといいます。今のところ助かる方法は「便移植」しかありません。そのためアメリカでは、健康な人の便を病院が買い取る「便バンク」という制度ができています。

抗生物質のおかげで恐ろしい病原菌による感染症で死ぬことは激減しましたが、一方で、MRSA（メチシリン耐性黄色ブドウ球菌）のように抗生物質が効かない菌も増えています。

抗生物質の「濫用」は、腸内環境を悪化させてリーキーガットの原因になります。抗生物質を使用して感染症が治ったら、有益菌を増やす工夫をして腸内環境の改善をしておくことが重要です。

ちなみに、ヨーグルトを食べても腸壁の乳酸菌は増やせません。

ヨーグルトや乳酸菌のサプリメントなどを食べて、乳酸菌が腸内で増えたとしても、その乳酸菌が腸壁に棲みつくわけではないのです。腸壁は厚い粘液層に覆われていて、腸内に入ってきた菌が腸の絨毛《じゅうもう》に棲んでいる菌と入れ替わることはないのです。たとえどんなに良い菌が腸内で増えても、みんな便と一緒に排泄されてしまいます。

そこで近年、主流になってきたのが、「菌にエサを与える」という方法です。有益な菌を摂り入れるのではなく、私たちの腸内に生後からずっと棲みついている菌にエサを与えて増やそうというわけです。

腸内の有益な菌を増やすために有効なのはオリゴ糖で、難消化性デキストリン（直鎖状オリゴ糖）なら一日10グラム、シクロデキストリン（環状オリゴ糖）なら一日2グラムで効果があると言われています。

ところが「オリゴ乳酸」ならば、一日たった0.3グラムで腸内のビフィズス菌を増やせます。

オリゴ乳酸は、もともとヒトの乳ガンの培養液から腫瘍壊死因子として見つかった物質です。乳酸が4個～20個つながることで、単なる乳酸にはない様々な機能が生まれることが、東海大学医学部の研究で明らかになっています。

なかでも腸内のビフィズス菌を増やす効果は抜群で、一日わずか３００ミリグラムで腸内環境を改善し便通を改善することが、ヒトを対象にした臨床試験で証明されています。

正露丸

下痢といえば「正露丸」といったイメージが定着していますが、正露丸もリーキーガットの大きな原因となります。正露丸の成分はクレオソートで、腸管壊死という副作用が知られています。少なくとも常用するのは止めたほうがよいでしょう。

ちなみに病原菌や食中毒による下痢の場合は、止《と》めないことが大事です。腸内に出さなければいけないものがあるから下痢で出しているわけですから、薬で強引に止《と》めてしまうと毒素が腸から吸収されてかえって危険です。

ちなみに食中毒をおこしやすいのは、生肉と生卵と生貝です。牛肉は表面だけ火を通せば殺菌できますからレアで食べることができますが、成型肉やひき肉の場合は菌が内部まで入り込んでいるため、中までよく火を通さないと危険です。

卵や鶏肉にはサルモネラ菌が付きものですから、よく火を通して食べることが重要です。

貝類もウイルスが感染していることが多く、とりわけ生牡蠣は危険です。ノロウイルスは生牡蠣10個に1個の割合で感染しているといわれていますし、肝炎ウイルスに感染しているものもあります。

漢方薬

一般に「漢方薬は身体にやさしく、穏やかに効いて長期にわたって飲むことで体質を根本から改善できる」といわれていますが、実はどんな漢方薬でも長期にわたって飲み続けるのはとても危険です。内藤裕史著『健康食品・中毒百科』（丸善）には、生薬による健康被害例とその原因成分が解説されています。漢方薬やハーブでも、肝臓障害や腎臓障害、間質性肺炎、薬疹などの原因となることがあり、葛根湯でさえ、母乳を通じて乳児に血小板減少性紫斑病をおこした例もあるのです。

さきほど女性ホルモン剤がリーキーガットの原因になると説明しましたが、生薬でも女性ホルモン作用があるものがいくつかあります。たとえば、甘草、朝鮮人参、ノコギリヤシなどです。

朝鮮人参（高麗人参）に含まれる「ジンセノシド」は、女性ホルモン様作用による不正出血や乳房の痛みをはじめ、肝障害や薬疹、慢性不眠、神経過敏、軟便などといった副作用が知られています。

また、朝鮮人参は土壌中のカドミウムや鉛、ゲルマニウムなどといった重金属を濃縮する作用があります。カドミウムや鉛は神経毒ですし、ゲルマニウムには腎毒性があります。

ゲルマニウム食品を販売していたある会社では、役員の男性1人が5ヵ月間飲み続けて腎不全に肺炎を併発して死亡し、パートの女性は6年間愛用して腎不全と呼吸不全で死亡しました。

ゲルマニウムを健康食品として毎日1錠（36ミリグラム）を6年間服用し、吐き気、嘔吐、運動失調、起立不能などの症状で入院し、腎機能と神経症状が改善せず2ヵ月目に死亡した例もあります[8]。

ゲルマニウム中毒の初発症状は、全身倦怠感、吐き気、嘔吐、食欲不振、四肢のしびれで[9]、血清クレアチニン・尿素窒素・尿酸が増加します。しかし、タンパク尿や血尿、浮腫・乏尿《ぼうにょう》がないので腎障害に気づくのが遅れると報告されています[10]。

こんな恐ろしい毒性のあるゲルマニウムが、朝鮮人参には含まれているのです。

朝鮮人参は、人参養栄湯《にんじんようえいとう》、補中益気湯《ほちゅうえっきとう》、十全大補湯《じゅうぜんたいほとう》などにも配合されています。

生理不順や生理痛などに使われることが多い「当帰芍薬散《とうきしゃくやくさん》」は、当帰《とうき》・川芎《せんきゅう》・芍薬《しゃくやく》・

茯苓《ぶくりょう》・蒼朮《そうじゅつ》・沢瀉《たくしゃ》が配合されています。

当帰には「サフロール」という発ガン性物質が含まれていて、アトピー性皮膚炎を増悪させます。サフロールは、細辛《さいしん》にも含まれています。

芍薬には「ペオニフロリン」が含まれていて、異常出血による貧血や血小板減少、白血球減少、肝機能障害などをおこす恐れがあります。

茯苓には「βグルカン」が含まれていて、薬剤性肝機能障害をおこす恐れがあります。βグルカンが含まれているアガリクス・霊芝・メシマコブなども同様で、とくにガン患者がこれらを服用して劇症肝炎をおこして死亡した例がたくさんあります。

「桂枝茯苓丸《けいしぶくりょうがん》」は、桂皮《けいひ》・芍薬《しゃくやく》・茯苓《ぶくりょう》・牡丹皮《ぼたんぴ》・桃仁《とうにん》が配合されています。

桂枝（桂皮）はクスノキの樹皮で、香辛料でシナモンと呼ばれています。シナモンには「クマリン」が含まれていて、クマリンには肝毒性があり、一日の耐用摂取量は体重1キログラム当たり0.1ミリグラムとされています。

また桂皮の精油に含まれる「シンナムアルデヒド」は、肝機能障害や薬疹、脱毛をおこす恐れがあります。シンナムアルデヒドは、蚊の幼虫、シロアリ、ゾウムシに対して強い殺虫作用があるため、殺虫剤として使われています。

シナモンの原料であるセイロンケイヒは、スリランカが世界の市場をほぼ独占していて、剝ぎ取った樹皮を巻いて製品化する作業をしている男女40人のうち15人（37・5パーセント）に頭髪の脱毛が見られたといいます(11)。

桃仁は桃の種で、「アミグダリン」という青酸配糖体（青酸と糖の化合物）が含まれています。青酸配合体が胃液で加水分解されると、猛毒の青酸ガス（シアン化水素）になります。青酸ガスは青酸カリに準じる毒物で、子供ならば、生のアンズの種の中身を5〜25個食べると死にいたるとされています。

アミグダリンは、ビワ、梅、アンズ、アーモンドなどにも含まれています。

「加味逍遥散《かみしょうようさん》」は、柴胡《さいこ》・芍薬《しゃくやく》・蒼朮《そうじゅつ》・当帰《とうき》・茯苓《ぶくりょう》・山梔子《さんしし》・牡丹皮《ぼたんぴ》・甘草《かんぞう》・生姜《しょうきょう》・薄荷《はっか》が配合されています。加味逍遥散によって高熱・咳・呼吸困難をおこして入院し、気管内挿管による人工呼吸が必要になった女性の例もあります[12]。

肝臓障害をおこしやすいことで有名なのが、「小柴胡湯《しょうさいことう》」です。とくにインターフェロンと併用すると間質性肺炎をおこしやすいため、小柴胡湯とインターフェロンの併用は禁忌とされています。

また膀胱炎も、小柴胡湯《しょうさいことう》、柴苓湯《さいれいとう》、柴朴湯《さいぼくとう》、柴胡加龍骨牡蠣湯《さいこかりゅうこつぼれいとう》などといった柴胡剤によるものが多いと報告されています[13]。

牡丹皮には防虫・殺菌成分である「ペオノール」と「安息香酸」が含まれていて、肝機能障害、血小板減少、白血球減少などをおこす恐れがあります。

山梔子はクチナシの果実の種子抽出物で「ゲニポシド」が含まれています。ゲニポシ

ドは腸内細菌でゲニピンになって吸収されてからアミノ酸と結合して青緑色になり、皮膚が青くなることがあります。(14)

甘草は、砂糖の30～50倍の甘味があります。その甘味の成分は「グリチルリチン酸」で、ステロイドと同じような抗炎症作用があります。

グリチルリチン酸を過剰に摂取すると、血液中のカリウムが減少しナトリウムが増加することで、高血圧やむくみといった症状をおこすことがあり、悪化すると手足が麻痺して動かなくなり、最悪の場合、心臓が停止して死亡する恐れがあります。これは「偽アルドステロン症」として知られています。

そのためグリチルリチン酸は、一日当たりの摂取量が２００ミリグラム（甘草で1グラム）を超えないように注意する必要があります。グリチルリチン酸や甘草は医薬品だけでなく、お菓子や化粧品にも入っていることがありますので、総合して基準量を超えないようにしなければいけません。またグリチルリチン酸を一日当たり40ミリグラム以上配合された医薬品は、長期連用を避けることが大事です。

「漢方薬腎症」と呼ばれる間質性腎炎は、「アリストロキン酸」が原因であることが明らかになっています。アリストロキン酸は、ウマノスズクサ属に含まれている腎毒性物質で、強力な発ガン性物質です。間質性腎炎による繊維化は腎臓だけにとどまらず、尿管、骨盤内臓器など広範におよび、唾液腺の萎縮と繊維化もおきるといわれています。

アリストロキン酸が含まれている代表的な生薬が、地黄《じおう》です。また、関木通《かんもくつう》、広防己《こうぼうい》、青木香《せいもくこう》、細辛《さいしん》などにも含まれています。

コンフリー（ヒレハリソウ）に含まれている「ピロリジジン」は発ガン性があり、肝腫大・腹水・食道静脈瘤などを主症状とする肝臓障害（肝静脈閉塞性疾患）を引きおこします。ピロリジジンは胎盤も通過するため、胎児にも肝臓障害をおこします。

ノニジュースに含まれている「アントラキノン」も、肝臓障害をおこしやすいことが分かっています。

センナ・アロエ・大黄などに含まれる「センノシド」も、腸内で代謝されてアントラキノンになり下痢をおこします。

イチョウの葉エキスに含まれている「ギンコール酸」は、アレルギーをおこしやすいほか、発ガン性・細胞毒性・神経毒性があります。

ドイツでは、イチョウ葉エキスは医薬品となっています。ドイツの厚生省はギンコール酸含有量を5ｐｐｍ以下と定めていて、ほとんどギンコール酸が含まれていません。その一方で、有効成分も「ギンコフラボン配糖体24パーセント、テルペノイド6パーセント」と標準化されています。ギンコフラボノイドはイチョウに含まれるフラボノイドで、脳の毛細血管を拡張して脳の血流を改善する作用があります。テルペノイドは、芳香を放つ成分です。

ところが日本では、有害なギンコール酸が5ｐｐｍをはるかに上回る量が含まれているものも市販されています。国民生活センターが２００２年に調べたところ、市販品20銘柄中12銘柄からギンコール酸が検出され、そのうち8銘柄からは5ｐｐｍの6倍から３２００倍ものギンコール酸が検出され、一日摂取量では8万倍に達するものもありました。

またイチョウの実である銀杏《ぎんなん》には「メチルピリドキシン」という、けいれん誘発物質が含まれています。メチルピリドキシンは、イチョウ葉エキスにも不純物として含まれていることがあります。

このように生薬やハーブは、けっして安全・安心ではないのです。

そもそも生薬の有効成分の大半は、アルカロイドという「毒」です。

アルカロイドの毒性を物語る有名な逸話が、華岡青洲《はなおかせいしゅう》の麻酔薬の開発秘話です。

華岡青洲は江戸時代後期の医師で、チョウセンアサガオ（曼陀羅華《まんだらげ》）を使って麻酔薬「通仙散」を開発しました。青洲はこれを使って、1804年に全身麻酔による乳ガン摘出手術を成し遂げ、一躍有名になりました。

ところがその栄光の陰で、「通仙散」の効果を試す実験台となった青洲の母は中毒死し、妻は失明するという大きな悲劇もあったのです。強度のアルカロイドは、失明や死さえ招く恐れもあるのです。

毒なのに、アルカロイドが薬として使われているのはなぜでしょうか？

薬は基本、毒だからです。毒を薬として使うために、使用量が厳格に定められているのです。

たとえば、体内に入ると急激に血圧が低下して死にいたる毒があったとします。すると、その毒から「降圧剤」が作れないかと考えます。そして、まず半数の人に薬として効く最低量（ＥＤ50）と、半数の人が中毒死する量（ＬＤ50）が調べられ、さらに半数の人に中毒症状が現れる量（ＴＤ50）が調べられます。それからさらに、有効な血中濃度や排泄されるまでにかかる時間や、危険な血中濃度などが調べられて、薬として使える量が決められます。それでも副作用がおきることがあるのです。

しかし生薬の場合は服用量の基準はなく、多く飲むほど効くだろうといった思い込みからつい多めに飲んでしまいがちです。ですから、生薬のほうがかえって危険ともいえるのです。

漢方薬のなかには、胃腸症状を改善する目的の処方もあります。しかし、胃腸症状に効くとされている漢方薬のほとんどが、注意書きに「胃腸の弱い人には不向き」とあります。つまり、けっして胃腸に良いものではないということです。

漢方薬で、胃腸を丈夫にすることはできないのです。

そういうと、「薬も漢方薬も使わずに、どうやって病気を治せばいいんだ？」と思うかもしれません。

薬は一時的に症状を抑えているだけで、病気を根本的に治すわけではありません。本当に病気を治すのは、身体に本来備わっている自然治癒力しかないのです。その力を高めるには、まず免疫力を異常にさせている原因を減らすことです。次の例を考えてみましょう。

タバコを吸いながら喘息が良くならないといって、よく効く吸入剤を探している。

この例は、原因が喫煙で、症状が喘息です。よく効く吸入剤を探すよりも、まずタバコを止めるべきだと思いませんか？

なかなか良くならない人は、原因は変えようとしないで、症状だけをなくそうとしているのです。だから、治らないのです。

原因を改めて、免疫が過剰に働かなくてもよい状態にすれば、症状を減らせるのです。

免疫を過剰に働かせて、不必要な炎症をおこさせている大本は、腸からタンパク質や細菌が血液に入ってくることにあるのです。

ですから、まずリーキーガットになる食事を改めて腸を健全にしていき、免疫が過剰に働かなくてもよい状態にすれば、自然に症状を減らしていけるのです。

第七章　リーキーガットを癒すディフェンシブフードとは？

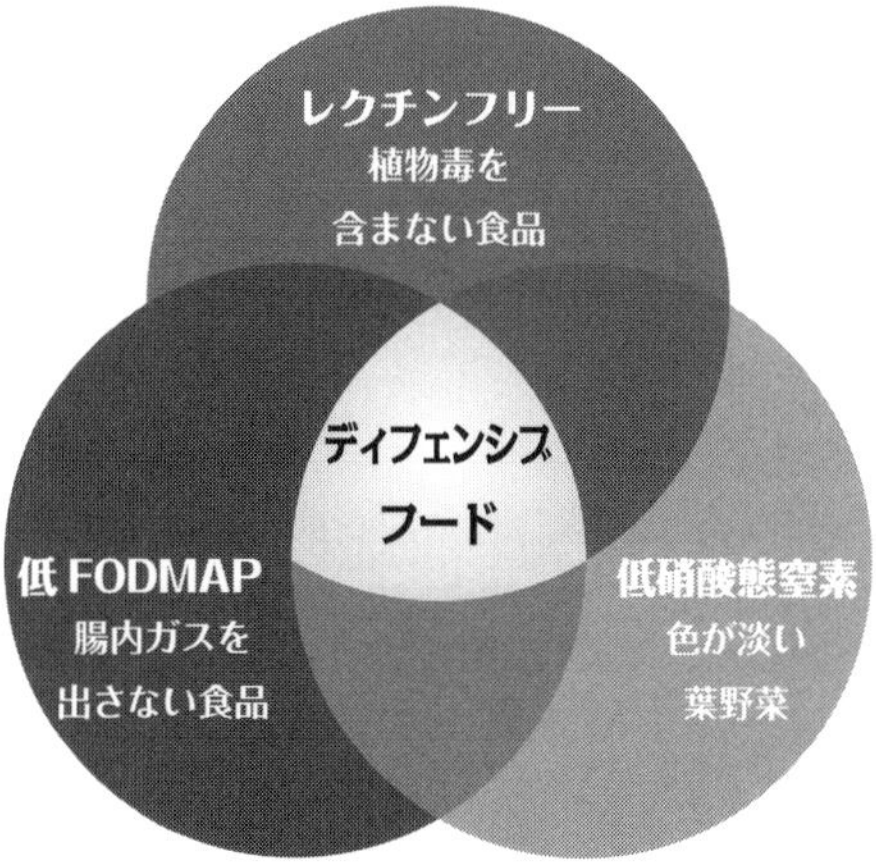

ここまでお読みなって、「では一体、何を食べればよいのか？」という気持ちになっていると思います。でも大丈夫です。食べられるものはたくさんありますので、どうぞご安心ください。

ディフェンシブ（Defensive）とは「防御的な」という意味で、「腸壁にダメージを与えない、腸にやさしい食事」がディフェンシブフードです。

①レクチンフリー（植物毒を含まない）

②低ＦＯＤＭＡＰ《フォドマップ》（腸内ガスを出しにくい食品）

③低硝酸態窒素（色の淡い葉野菜）

この３つの要素を満たし、かつ必要な糖質・タンパク質・良質な脂肪・ビタミン・ミネラルが十分に摂れる食事です。

ディフェンシブフードならば、腸を傷めずにしっかりと栄養が摂れて、しかも大して時間をかけないシンプルな調理ですみます。

基本は白米ご飯とみそ汁

日本人の体質に合った食事の一番の基本は、ご飯とみそ汁です。

ご飯は、白米のご飯がベストです。白米は、腸壁に炎症をおこすレクチンやサポニンなどを含まず、ガスもまったく出しません。もっとも腸にやさしい炭水化物です。もち麦や押し麦、ライ麦やキノア（キヌア）などは、リーキーガットを引きおこすレクチンが含まれていますので混ぜないようにしましょう。レクチンは胚芽の部分に多く含まれていますので、胚芽米もダメです。

最近は「糖質制限」ブームで、「ご飯は太るから食べない」といってまったくご飯を食べない人がたくさんいます。また「夜は寝るだけだから、糖質は要らない。夜はおかずだけでいい」と主張している人もいます。

しかし、いずれも間違った考えです。ご飯を食べないでいると、筋肉が減ってしまうからです。なぜ筋肉が減ってしまうのでしょうか？

身体の中でもっともブドウ糖を必要としているのは、脳です。

脳が消費するブドウ糖は、昼間に仕事や運動をしているときも、夜眠っているときも、ほとんど同じです。脳が活動できなくなったら、心臓も呼吸も止まってしまいます。脳は眠っているときも、体温を維持したり、ダメージをうけた箇所の修復を促す指示を出したり、記憶を定着させたりなど様々な働きをしています。そのエネルギー源はブドウ糖です。そのため身体は、脳に最優先してブドウ糖を送っています。

ブドウ糖が不足すると、筋肉を分解してブドウ糖を作り出します。これを「糖新生《とうしんせい》」といいます。糖新生によって必要なブドウ糖が賄《まかな》われることが続くと、どんどん筋肉が減ってしまいます。

さらに、筋肉からブドウ糖を作る際には、アドレナリンが必要です。ですから自ずと交感神経が強く緊張します。その結果、強い緊張や不安感を抱いたり、寝付きが悪くなったり、熟睡できなくなったりします。つまり、ブドウ糖が足りないと自律神経失調症になるのです。

ブドウ糖を補う腸にもっともやさしい食品が、白米のご飯です。ご飯をしっかり食べることが、腸にも脳にも自律神経にも良いのです。

眠っている間に筋肉が分解されるのを防ぐために、夕飯もご飯を食べたほうがよいのです。


余談になりますが、「ブラックペアン」というドラマの中で、天才外科医の渡海《とかい》先生を演じた「嵐」の二宮和也氏が卵かけご飯ばかり食べていました。渡海先生の母親が「日本人の身体はお米でできているの」というのが、とても印象的でした。かなり極端ですが、ご飯と卵だけでも必要な栄養はほとんど摂ることができるのです。


ご飯のお供といえば、みそ汁です。

味噌は大豆から作られますが、発酵によってレクチンなどの有害成分は完全になくなっています。そして味噌には、様々な健康効果が証明されています。

味噌には、こうじ菌・酵母菌・乳酸菌などの微生物が1グラム当たり100～

みそ汁の摂取と胃ガン死亡率（10万人当たり）

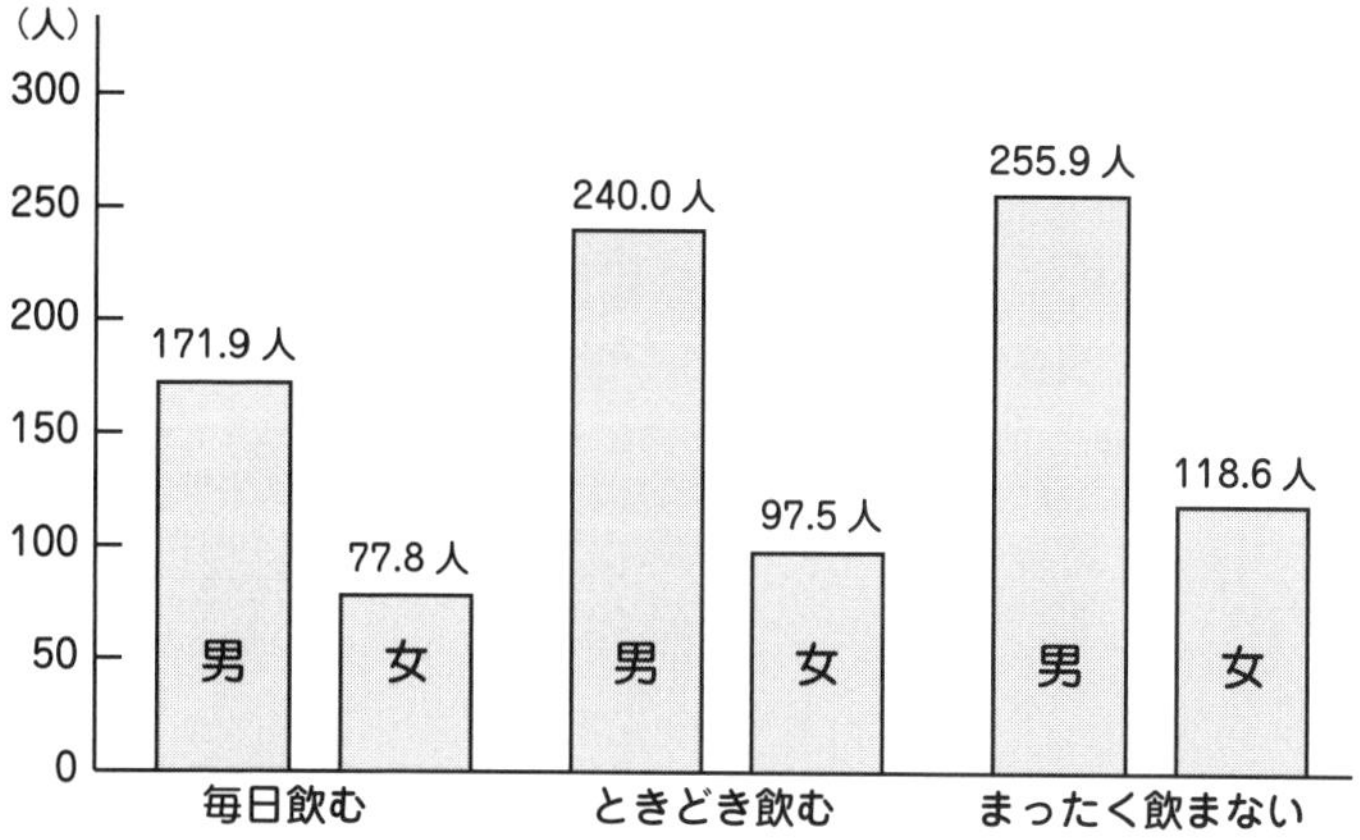

（国立がんセンター調べ）

1000万も生きていて、腸内の腐敗菌が出す毒素を吸着して排泄してくれます。また、これらの微生物が作り出す消化酵素が消化を助けてくれます。

とりわけ注目すべき効果は、ガンを防ぐ作用です。

国立ガンセンターの調べによると、胃ガンの死亡率が10万人当たり、みそ汁を毎日飲む人は男性171・9人 女性77・8人に対して、ときどき飲む人は男性240・0人 女性97・5人、まったく飲まない人は男性255・9人 女性118・6人と、明らかにみそ汁を飲んでいる人たちのほうが、胃ガン死亡率が低いというデータが出ています。

広島大学原爆放射能医学研究所が行なった実験でも、味噌の抗ガン効果が証明されています。

マウスに、カリホルニウム252という広島型原爆と同規模の放射能を照射し、片方のマウスには「味噌入りのペットフード」を与え、もう一方のマウスには「味噌なしのペットフード」を与えて飼育しました。

すると一年後、味噌入りのペットフードを与えていたマウスは表皮も内臓もまったく正常でしたが、味噌なしのペットフードを与えていた群のマウスは、表皮が白く変色し、肝臓にガンができ、腸壁が破壊されて腸が空洞化していました。味噌によって、ガン化を防げたのです。

味噌には、褐色色素（イソフラボン）という抗酸化物質が含まれていて、これがガンを防ぐのではないかといわれています。ちなみに、赤味噌の赤色は褐色色素によるものですから、赤味噌のほうが抗酸化力は高いのです。

みそ汁の具は、青ノリやアオサ、ワカメなどの海藻が理想的です。野菜よりも海藻のほうが、体液のミネラルバランスに近いので望ましいのです。

ダシは、カツオ節やアゴから取ると非常に栄養価が高くなります。

カツオ節には、身体が必要とするアミノ酸がすべてバランスよく含まれていて、ミネラルも豊富です。カツオ節だけでも十分な栄養が摂れるのです。

アゴ（トビウオの稚魚）も、アミノ酸とミネラルがとても豊富です。

アゴやカツオ節、煮干、昆布などが配合されたダシパックは、非常に便利です。


〈コラム〉


私が開発したミネラルローションの製造を依頼している会社の総務の女性は74歳ですが、60歳くらいにしか見えません。筋肉質の丈夫な身体で、動きもキビキビとしていて、頭脳もいたって明晰でテキパキ仕事をこなしています。１０３歳の母親と二人で暮らしていますが、母親はまったくの介護要らずで、１００歳を過ぎてからさらに骨量が増えたといいます。

一体何を食べているのかお聞きしたら、基本はご飯とみそ汁で、みそ汁のダシはアゴから取っているということでした。しかも頭の部分はミキサーで砕いてみそ汁に入れてしまい、ダシを取った後のアゴも煮物に入れて全部食べてしまうといいます。また、肉でも魚でも野菜でも年寄り用に柔らかくはせず、しっかり噛まないと食べられない固さにしているということです。

さらに驚きなのは、母親のお姉さんが107歳で新潟県の魚沼でまだ農業をしているということでした。そのお姉さんから毎年お米を送ってもらえるので、お米は買ったことがないそうです。

ご飯とアゴダシみそ汁が、100歳をすぎても丈夫な骨を保っていられる秘訣なのでしょう。また、肉や魚をしっかり噛んで食べることで、歯を丈夫に保てているのでしょう。

納豆と納豆アレルギー

納豆も、味噌と同様、発酵によって大豆のレクチンなどの有害成分が分解されていますから安全に食べられます。アミノ酸やビタミンB群などが豊富で、納豆菌による腸内環境を良くする効果が抜群です。さらに血栓を作りにくくする「ナットウキナーゼ」も含まれていますから、血液をサラサラに保つためにも有益です。

ただし、クラゲに刺されたことがある人は、納豆を控えたほうがよいかもしれません。クラゲはＰＧＡ（ポリガンマグルタミン酸）を産生し、これを利用して毒針を発射します。そのため、クラゲに刺されるとＰＧＡが体内に入ります。

ＰＧＡは基本的に無害で、食品添加物として様々な製品に使われていますし、保湿剤として化粧品にも使われています。そして、納豆のネバネバ成分にも含まれています。ところが、クラゲに刺されて皮膚からＰＧＡが入ると、血液中でＰＧＡに対する抗体ができてしまいます。すると、納豆アレルギーをおこすリスクが高まります。

ＰＧＡは腸内で消化されるのに時間がかかるため、症状が現れるまでに約半日かかるといわれています。納豆アレルギーの主な症状は、蕁麻疹《じんましん》、呼吸困難、意識喪失、嘔吐、下痢などといった症状です。

納豆以外にもＰＧＡが含まれる食品として、塩蔵クラゲを使った料理（春雨やキュウリとの和え物、中華風なます、冷やし中華、バンバンジーなどに入っている可能性があります）も、クラゲに刺されたことがある人は避けたほうがよいでしょう。

タンパク質は、肉・魚・卵から

タンパク質は、肉や魚、卵から摂るのが理想的です。肉は、けっして身体に悪くありません。牛肉でも豚肉でも鶏肉でも、何でも結構です。

ちなみに筋肉を増やすのに、とりわけ効果的なのは羊の肉です。ラムやマトンを日常的に食べているモンゴルやニュージーランド、オーストラリアといった国民は、概して筋肉質の逞《たくま》しい体つきをしています。それは、羊の肉に多く含まれている「カルニチン」によるものだといわれています。

カルニチンは、瞬発力を発揮する筋肉（白筋）を発達させるアミノ酸です。普段からカルニチンを多く摂取することで、筋肉が増えて瞬発力が強くなるのです。瞬発力が強くなれば、イスからの立ち上がりや階段を上ることが楽になり、何かにぶつかりそうになったときにも急に立ち止まることができますし、転倒も防げるでしょう。

羊の肉に次いでカルニチンが多いのは牛肉で、その次が豚肉です。

魚も、良質なタンパク源です。どんな魚でもよいので、お好みで選べばよいでしょう。「サバ缶」「鮭缶」「イワシ缶」などの缶詰は、調理も楽で栄養も豊富ですから、大いに利用されるとよいでしょう。

卵は、もっとも安価で良質なタンパク源です。卵には、必須アミノ酸がすべてバランスよく含まれています。

また卵には、「シアル酸」が含まれています。シアル酸は免疫細胞の働きを活性化しますので、免疫力を高めるのに非常に効果的です。

鶏の卵だけでなく、子持ちシシャモやイクラ、タラコ、数の子などといった魚卵にもシアル酸が含まれていますので、免疫力を高める効果があります。

加熱すると消化率が高まる

肉でも魚でもよく加熱してから食べるほうが、消化率が高くなり、胃腸の負担も軽くなります。そのため同じ量を食べても、栄養価が高くなります。

イヌイットたちは、アザラシなどを生で食べているといったイメージがありますが、実際には十分に加熱して食べています。

ヴィルヒャルマー・ステファンソンが1906年から何度かにわたってイヌイットの移住地を探検した記録によると、「彼らの食事はほとんど植物を含まず、大半がアザラシとカリブーの肉で、それにサケに似た大型の魚と、ときおりクジラの肉が加わったもので、加熱調理が妻たちの毎夜の決まりきった仕事である」と記されています。女性たちは、夏は小枝で火をおこし、冬は石の鉢のなかでアザラシやクジラの脂を燃やして料理していたとあります。雪が融けて水になってから、肉を茹でるのに1時間かかるとあることから、イヌイットたちが十分に火を通して食べていることが分かります。

ちなみに、肉食動物が生の肉を食べても消化できるのは、私たちとは胃腸の働きが異なるからです。肉食動物は、食べた肉が胃に長くとどまり（犬は2〜4時間・猫は5〜6時間）、胃壁の強力な収縮によって分解し、その後、小腸をすばやく通過します。

それに対して人間は、食べたものを短時間しか胃にとどめず（1〜2時間）、その後長い時間をかけて小腸を通過しながらゆっくり消化していきます。食べたものを長い時間胃にとどめないので、私たちは生の肉を効率よく消化できないのです。

卵も同じで、火を通して食べたほうが消化率は高くなります。

かつては、「卵は生で食べるのがもっとも消化がよく、加熱すると水分が失われて消化が悪くなる」と考えられていました。そのため、アーノルド・シュワルツネッガーやシルベスター・スタローンなどの著名なボディビルダーたちも、熱心に生卵を飲んでいました。

ところが１９９０年代の末にベルギーの胃腸病理学者たちが行なった卵の消化率を確かめる実験によって、今まで広く信じられていた説が間違いであることが明らかになりました。

生卵の消化率は、回腸造瘻《ぞうろう》術者で51パーセント、健常者でも65パーセントにすぎませんでした。(回腸造瘻術とは、大腸を切除して小腸の終端部から人工肛門を取り付ける手術)

それに対して加熱して調理した卵は、回腸造瘻術者・健常者とも91～94パーセントでした。(15)

加熱することによって明らかに消化率が高まり、栄養価が上がることが立証されたのです。

穀物も加熱することで消化されやすくなり、その分だけ栄養価も高くなります。

すると「生きた酵素を摂取できなくなる」と反論する人がいますが、酵素を摂取する必要などまったくないのです。

酵素とは、体内でおきている様々な化学反応の触媒として働くタンパク質です。その多くは、肝臓やすい臓で作られています。

たとえ生の食品から酵素を摂っても、酵素はタンパク質ですから腸ですべてアミノ酸に消化・分解されてから吸収されますから、体内で酵素として働くことはないのです。消化酵素にかぎっては消化を助ける効果がありますが、それ以外の酵素はわざわざ摂取する必要がありません。

そもそも酵素健康法は、１９４６年にエドワード・ハウエル博士によって提唱された「酵素栄養学」に基づいています。70年前にはまだ生化学がまったく発達してなくて、タンパク質の構造すら分かっていなかった時代ですからやむを得ないでしょう。しかし生化学が発達した今日では、酵素栄養学が間違いであることは明白になっています。

それなのに酵素を摂るために、わざわざ生の食品を食べるというのは危険でさえあります。生の食品は消化が悪くて胃腸の負担が大きいうえに、寄生虫や病原菌やウイルスなどに感染するリスクもあるのです。

ちなみに、市販されている酵素食品の多くは酵素など入っていないただの発酵液で、かなり多量の糖が含まれています。

80代でも丈夫な人たちの共通点とは？

70代でヨボヨボになり、介護が必要になってしまう人たちが多いというのに、80代でも会社を経営したり、ゴルフを楽しんだり、海外旅行に出かけたりしている人たちもいます。両者の決定的な差は、どこにあると思いますか？

それは、筋肉量です。80代でも丈夫な人たちは、例外なく筋肉量が多いのです。

高齢になっても元気で暮らせるか否かは、『筋肉の量で決まる』といっても過言ではありません。足腰の筋肉が瘦《や》せ衰えた人たちの老後は、悲惨です。

とりわけ、菜食主義の人たちの老後は悲惨です。足腰が痩せ細って、まるでミイラのようです。こうなると身体中痛くなり、何をしても痛みが取れません。また体温も低いですから免疫力が弱く、肺炎やインフルエンザに罹《かか》りやすくなります。そして感染するたびに抗生物質や解熱鎮痛消炎剤を飲んで、リーキーガットが助長してしまいます。

それに対して筋肉量が多い高齢者は、仕事や運動、旅行など好きなことを楽しんでいますし、風邪も滅多に引きません。

要するに、『筋肉が増える食事』が健康長寿の秘訣だということです。

筋肉を増やす黄金バランスとは？

筋肉を増やすには、糖質が必要です。ですから、過度のカロリー制限や糖質制限をしていると、いくら筋トレをしていてもどんどん減ってしまいます。

カロリー制限や糖質制限などは、肥満の人が短期間で体重を減らすにはとても効果的です。しかし長く続けていると、確実に筋肉が減ってきます。その結果、腰や膝が痛くなったり、五十肩になったりして、いずれは歩くのすら困難になってしまいます。

糖質を摂らなくても、肉や魚や卵などを十分に食べていれば、筋肉量を保てるのではないかと思うかもしれません。しかし、実はそうではないのです。

どれだけ肉や魚や卵を食べても、摂取したタンパク質が筋肉にはなりません。タンパク質が筋肉に変わるには、インスリンが必要だからです。

インスリンは、糖質を摂らなければ分泌されません。だから糖質を摂らないと、せっかくのタンパク質が筋肉になりません。またタンパク質はストックしておけませんから、過剰な分は尿から排泄されてしまいます。

身体の正常な代謝に必要なタンパク質の摂取量は、生化学で、体重1キロにつき1グラムとされています。ですから体重60キロの人は、毎日タンパク質が60グラム必要です。「60グラムのタンパク質を摂るのに、肉や魚を60グラム食べればよい」というのは間違いです。

肉や魚に含まれているタンパク質は、だいたい20〜25パーセントです。鶏卵は17パーセントくらいです。ですから、60グラムのタンパク質を摂るには、その4〜5倍の肉や魚を食べる必要があるのです。つまり、肉や魚を一日に２４０〜３００グラムは食べないと、60グラムのタンパク質は摂れないのです。体重80キロの人でしたら、320〜400グラムの肉や魚や卵を食べないと、必要なタンパク質を補えません。

もしタンパク質が足りないと、どうなるでしょうか？

筋肉を分解して、タンパク質が補われます。したがってタンパク質が不足した食事を続けていると、どんどん筋肉が減ってしまいます。

つまり、タンパク質が足りなくても、ブドウ糖が足りなくても、筋肉が分解されて補われますから、筋肉が減っていってしまうのです。減っていく順序も決まっています。

まず減るのは、脚の筋肉です。

次に減るのは、肩の筋肉です。

その次に減るのは、胸の筋肉です。

そして最後に減るのは、ヒップの筋肉です。

ヒップの筋肉がなくなったら歩くこともできなくなり、イスから立ち上がるのも困難になります。つまり、介護が必要な状態になるのです。

筋肉が減ってしまうのは、タンパク質や糖質が足りないからなのです。筋肉の減少を食い止めるには、糖質もタンパク質も毎日十分に摂る必要があるのです。

では、糖質とタンパク質の理想的なバランスはどれくらいでしょうか？

実は、スポーツ栄養学で明らかになっている『筋肉をもっとも発達させる黄金バランス』があるのです。

それは、**『糖質3対タンパク質1』**です。

この比率で食べると、筋肉が自ずと増えるのです。

ご飯とタンパク質食品の必要量を求める「松原式計算法」

では実際、ご飯と肉や魚、卵などをどのバランスで摂ればよいでしょうか？

ご飯の糖質量は、約37パーセントです。

肉や魚のタンパク質含有量は、約20～25パーセントです。

これらを、糖質3対タンパク質1の割合に計算するのは難しいですね。

しかし、「松原式計算法」なら簡単に求められます。

それは、「ご飯2対肉・魚1」の割合で食べれば、筋肉を発達させる黄金比『糖質3対タンパク質1』になるのです。実際の計算法は、次の通りです。

①体重から、毎日必要な「タンパク質の必要量」を求める。

②タンパク質の必要量を4倍（〜5倍）して、「肉・魚・卵」の摂取量を求める。

③肉・魚・卵の摂取量を2倍すると、「ご飯の必要量」となる。

体重60キロの人の場合は、次のようになります。
①体重60キロ⇩一日のタンパク質必要量は、60グラム。
②60グラム×4＝240グラムが、一日の肉・魚・卵の食品必要量。
③240グラム×2＝480グラムが、一日のご飯の必要量。

こうして計算すると、どんな体重の人でも必ず『糖質3対タンパク質1』になります。茶碗1杯はだいたい160グラムですから、480グラムというのは茶碗3杯分ということです。これを3食に分けて食べればよいので、1食に平均茶碗1杯ずつということになります。

肉・魚・卵は240グラムですから、毎食平均80グラムずつ食べれば必要量が摂れることになります。魚の切り身は約70グラムですし、卵は50グラム前後です。肉は1食分が平均100～130グラムくらいですから、けっして無理な量ではないでしょう。

骨量が増える食事とは？

骨といえばカルシウム！　みんなそう信じて、カルシウム剤を飲んだり牛乳を飲んだりしています。

ところが実は、カルシウムをいくら摂っても骨量が増えることはないのです。

ハーバード大学が12年間も継続した調査レポートによると、「牛乳を多く飲む人ほど、骨折率が高い」という結果が出ています。牛乳で骨が強くなるどころか、逆に脆《もろ》くなるのです。この研究は「カルシウムパラドックス」と呼ばれて、長い間その理由は謎でした。

近年になって、脂質研究者によってその理由が解明されました。

骨が脆くなる犯人は、マーガリンとショートニングだったのです。おそらくパンと牛乳を一緒に摂っていた人が多かったのかもしれません。

マーガリンとショートニングは、サラダ油に水素添加して作られます。その際に、水素がビタミンKにも結合して、「ジヒドロビタミンK_2」という物質が作られます。

ジヒドロビタミンK_2は、骨の形成に必要なタンパク質の合成を阻害して、骨を脆くしてしまいます。そのためマーガリンやショートニングを日常的に摂取していると、いつの間にか骨が脆くなってしまうのです。

マーガリンやショートニングは、菓子パンをはじめほとんどの菓子類に使われています。骨を強く保ちたければ、買う前に原材料をよく見て、マーガリンやショートニングが使われている食品は買わないようにすることです。

マーガリンやショートニングではなく、バターが使われていれば安全です。バターが使われた食品は高価ですが、カルシウム剤や骨粗しょう症の薬代などよりずっと経済的です。

最近使われるようになった骨粗しょう症の薬（ビスフォスフォネイト）は、顎骨壊死《がくこつえし》や大腿骨骨折のリスクが高まるという副作用が知られています。骨粗しょう症の薬なのに、なぜ骨が脆くなってしまうのでしょうか？

骨の細胞は、３年半くらいですべて入れ替わっています。古くなった細胞は「破骨細胞」が壊します。すると次に「造骨細胞」が新しい骨細胞を作ります。まず壊してから新しい細胞を作ることによって、骨の細胞が入れ替わっていくのです。

ところが骨粗しょう症の薬（ビスフォスフォネイト）は、破骨細胞の働きを抑制しますから、古い細胞がそのまま残ってしまい、新しい細胞が作られません。その結果、骨が古い細胞だらけになっていき、骨折しやすくなってしまうのです。

カルシウム剤も、逆効果になります。

カルシウムを摂ったからといって、骨に吸収されるわけではありません。

仮に吸収性のよいカルシウムを摂ると、血液中のカルシウム濃度が急激に高まります。すると身体は急いでカルシウム濃度を下げようとして、尿から大量にカルシウムを出そうとします。これをくり返していると腎臓に結石ができて、尿管結石の痛みで苦しむことになるでしょう。

またカルシウムが血管の内壁に蓄積していくと、動脈硬化になります。すると血圧が上がって、心筋梗塞や脳卒中や緑内障などのリスクが高くなります。

さらにカルシウムが、血管の平滑筋の細胞に流れ込むと、血管が強く収縮して血圧が高くなります。血管の平滑筋にカルシウムが流入するのを防ぐ薬(カルシウム拮抗薬)が、降圧剤として使われています。つまりカルシウムが、血管を収縮させて血圧を上げるのです。

カルシウムは、神経毒でもあります。脳の神経細胞にカルシウムが流れ込むと、神経細胞が興奮して頭痛がおきたり、精神的にイライラしたり、興奮して眠れなくなったりするのです。

また、カルシウムが関節に溜まると関節炎になって、関節の痛みに苦しむことになります。

カルシウムを大量に摂取すると、筋肉が痙攣《けいれん》しやすくなり、こむらがえりが頻繁におきたり、目の周りがピクピクしたりするようになります。もし痙攣が心臓の筋肉におきたら、狭心症の発作になってしまいます。

ではは吸収の悪いカルシウムなら問題ないかというと、そうでもないのです。カルシウムは水に溶けにくいため、腸からほとんど吸収されません。ですから吸収が悪いカルシウムをたくさん摂ると、そのまま直腸に溜まってしまいます。実際、吸収性の悪いカルシウム剤を大量に飲んだことで、カルシウムが直腸に詰まって便が出なくなり、指で掻き出す羽目になった人がいます。

このように、カルシウムはけっして「多く摂るほど良い」わけではないのです。

では、骨を強くするにはどうすればよいでしょうか？

「筋肉が増える食事」をすればよいのです。

骨も筋肉も、地球上の1Gという重力の中で体重を支えるためにあるのです。ですから、筋肉が痩せ細るような食事をしていて骨だけは強くなるということがあるはずがありません。筋肉が増えれば、自ずと骨も丈夫になるのです。骨を丈夫に保つには、筋肉が増える食事をして、適度に（毎日8000歩）歩けば骨は自ずと強くなっていくのです。

血液をサラサラに保つ油

「油は、できるだけ摂らないほうがよい」と考えている人もいますが、それも間違いです。油をまったく摂らないと、正常な代謝ができなくなって身体の機能が低下してしまいます。

とりわけ脳は、脂肪が多く必要です。水分を除けば、脳の大半（約60パーセント）は脂肪でできているからです。脂肪が足りないと、神経細胞の修復ができなくなってしまいます。

炎症を鎮めるために必要なステロイドホルモンをはじめ、女性ホルモンや男性ホルモンなどといったホルモンの多くも、脂肪から作られます。脂肪が足りないと、必要なホルモンを分泌できなくなって、治癒力や活力などが低下してしまうのです。

筋肉を保つにも、脂肪が必要です。筋肉だけでなく、すべての細胞は細胞膜で包まれています。細胞膜は、油膜（リン脂質）でできています。細胞膜の油膜を作れなければ、新しい細胞を作ることができませんから、細胞がどんどん減ってしまいます。つまり、脂肪が足りなくても筋肉が減ってしまうのです。

また正常な便通にも、油は欠かせません。大腸のぜん動をもっとも活発にするのは、胆汁です。胆汁は、油を摂らないとあまり分泌されません。ですから油をまったく摂らないでいると、便秘になってしまうのです。

油には、身体に良い油と悪い油があります。

悪い油は、いわゆる「サラダ油」といわれる紅花油・大豆油・グレープシード油・コーン油・ヒマワリ油・綿実油・ナタネ油・キャノーラ油などといった油脂です。これらのサラダ油は、オメガ6に分類される「リノール酸」が多い油脂で、とても酸化しやすく、酸化すると猛毒の「過酸化脂質」に変質します。

リノール酸を多く摂るほど、炎症が悪化します。血液がドロドロになって、血栓ができやすくなります。つまりサラダ油を日常的に使っていると、どんな症状でも悪くなるのです。

反対に身体に良い油は、シソ油やアマニ油といった油です。オメガ3に分類される「αリノレン酸」が豊富な油です。魚のＤＨＡやＥＰＡも同類の油脂で、身体に非常に良い油です。

オメガ3の油脂は、オメガ6とは正反対の働きをします。つまり炎症を抑制し、血液の凝固を防いでサラサラに保つのです。

ですから、なるべくオメガ3の油脂が摂れるように工夫したほうが賢明です。

マヨネーズやドレッシングも、シソ油で作ればよいのです。

サラダや煮物に、シソ油をかけて食べるのもよい方法です。

サバ缶や鮭缶などに入っている油も、捨ててしまうのはもったいないです。この油には、DHAやEPAがたっぷり入っているのです。


しかしオメガ3の油脂は、加熱すると酸化しやすいという欠点があります。

そこで加熱する調理には、酸化しない油脂を使うことが大事です。

酸化しない調理用の油脂は、バター、ギー（牛脂）、ラード（豚油）、ココナッツオイルといった油です。これらの脂肪酸は飽和していますから、酸化しないのです。

また、エキストラバージンオリーブオイルや米油も良いでしょう。ただしオリーブオイルは他のオイルと混ぜてある製品が多いので、一概に安全とはいえません。

ノンフライヤーの落とし穴

ノンフライヤーは、油を使わずに揚げ物ができる調理器です。余計な油を摂らなくてすむため身体に良さそうに思えますが、実は油で揚げるよりも40℃も高い温度で加熱するため、老化物質のＡＧＥｓがより大量に生成されてしまいます。

たとえばジャガイモを１３０℃以上で加熱すると、「アクリルアミド」という発ガン性の高いＡＧＥｓが大量に生成されます。つまりフライドポテトやポテトチップスには、アクリルアミドがたくさん含まれているのです。

ノンフライヤーで調理したジャガイモには、フライドポテトやポテトチップスよりもさらに多くのアクリルアミドが含まれているのです。

ノンフライヤーで調理するよりも、ココナッツオイルや米油などといった酸化しにくい油で揚げるほうが安全性は高いのです。

食事を抜くと高血糖になる!

朝食を食べないとか、一日一食しか食べないという人がけっこういますが、けっして身体に良いとはいえません。なぜかというと、**空腹時間が長いほど、食後に血糖値が急激に上昇する**からです。

食事を抜いたあとの食後は、「血糖スパイク」と呼ばれる血糖値が急激に上昇する現象がおこるのです。そして高血糖になっている時間に、糖尿病の人と同じことがおきているのです。血管の内壁が傷ついて、動脈硬化が進行します。また、ＡＧＥｓ《エイジス》（終末糖化産物）という老化物質がたくさん生成されます。ＡＧＥｓはコラーゲンの隙間に入り込んで、コラーゲンの弾力性を失わせていきます。その結果、血管が硬くなり、筋肉や軟骨や椎間板が硬くなり、皮膚も硬くなります。その結果、血圧が高くなり、筋肉や関節が痛くなりやすくなり、皮膚のシワが増えるということになるのです。

こういった老化現象を防ぐには、食後に血糖値が急激に上がらないようにすることが大事です。それには糖質量だけ注意してもダメで、食事を抜かずに3食きちんと食べることで、食後の「血糖スパイク」を防げるのです。

シクロデキストリンと難消化性デキストリンの比較

	シクロデキストリン（環状オリゴ糖）	難消化性デキストリン（直鎖状オリゴ糖）
デンプン	糖の吸収を遅くする	糖の吸収を遅くする
砂　糖	糖の吸収を遅くする	――――
悪い油脂	吸着して排出する	吸収を妨げる
加　熱	変質しない	変質する
価　格	高い	安い

食後の高血糖を防ぐ「シクロデキストリン」

シクロデキストリン（α）は、ブドウ糖が6個「環状」につながったオリゴ糖です。

それに対して難消化性デキストリンは、ブドウ糖が数個「直鎖状」につながったオリゴ糖です。

どちらも糖の吸収を抑制し、高脂血症を防ぐ作用がありますが、シクロデキストリンのほうがその効果は優れています。

血糖値を上げる糖質には、ご飯のようなデンプンと、砂糖のような甘味料があります。

デンプンは、「アミラーゼ」という酵素によって、ブドウ糖に分解されます。

砂糖は、「スクラーゼ」という酵素によって、ブドウ糖と果糖に分解されます。

通常のオリゴ糖である難消化性デキストリンは、アミラーゼの働きを阻害してデンプンの消化吸収を妨げます。そのため、ご飯を食べた後の血糖値の急上昇は防げます。しかしスクラーゼの働きは阻害しないため、スイーツを食べた後の血糖値は急激に上昇します。

一方、シクロデキストリン（環状オリゴ糖）は、アミラーゼとスクラーゼともに阻害しますので、ご飯を食べた後も、スイーツを食べた後も血糖値の急激な上昇を防ぐことができます。

また、難消化性デキストリンは、加熱すると変性して老化物質のＡＧＥｓを多く生成してしまいます。そのため、加熱調理には使えません。

一方、シクロデキストリン（環状オリゴ糖）は、加熱しても変性しないので、ご飯を炊くときに混ぜて炊いたり、みそ汁や煮物などにあらかじめ混ぜておいたりするといった使い方もできます。そうすることで、自ずと食後の糖の吸収を遅くできます。

また、普通の砂糖でもシクロデキストリンを少量加えることで、糖の吸収を抑制できます。

ハチミツを加熱すると毒になる！

ハチミツを加熱調理に使うのは危険です。ハチミツを加熱すると、毒が増えるからです。その毒とは、ＨＭＦ（ヒドロキシメチルフルフラート）という糖の熱分解によって生成される有機化合物です。

ＨＭＦが少ないほど良質なハチミツとされ、国際基準1キログラム当たり40ミリグラム以下が品質基準とされています。

近年は「マヌカハニー」が人気を博しています。人気の秘密は、ＭＧＯ（メチルグリオキサール）という抗菌成分にあります。

ＭＧＯの値が高いほど抗菌力が高く、価格も高くなります。なかにはＭＧＯ値を高めるために、不正な加熱処理が行われている製品もあります。加熱によってＭＧＯ値を高めたマヌカハニーには、有害なＨＭＦが基準値をはるかに上回るレベルで含まれています。

固形ハチミツも加熱によって水分を蒸散させて作られますので、有害なＨＭＦが多量に含まれています。

コーヒーは「百薬の長」

コーヒーは胃に悪い、という先入観を持っている人も少なくありません。しかし、これも間違った思い込みにすぎません。コーヒーほど身体に良い飲み物はない、といっても過言ではありません。

コーヒーと病気の関係を調べた疫学調査は、数千人から数万人という多人数を対象に、数年以上の調査を続けた研究です。そうした研究によると、コーヒーによる予防効果がもっとも高いのは、２型糖尿病、肝臓ガンや慢性肝炎・アルコール性肝硬変、パーキンソン病であり、続いて予防効果が高いのは、高血圧、痛風、アルツハイマー病、うつ病、ドライマウス（口腔内乾燥症）となっています。

コーヒーに含まれる成分はかなり多く、もっとも多い成分である香りの成分だけでも３００種類以上あります。

効果の代表成分はカフェインで、コーヒー1杯当たり約100ミリグラム含まれています。

カフェインには、抗炎症作用や抗ウイルス作用があります。総合感冒薬や滋養強壮ドリンクなどに無水カフェインが入っているのは、カフェインに抗炎症作用や抗ウイルス作用があるからです。

国立がんセンター予防研究部長の津金昌一郎氏が率いる厚生労働省の研究班が1990年から約10年間にわたって、40歳から69歳の男女、およそ9万人を追跡調査した結果、「コーヒーを毎日五杯以上飲む人は、肝臓ガンの発症率が4分の1に下がった」といいます。

一方、緑茶にもカフェインは含まれていますが、緑茶をたくさん飲んでいる人には、飲んでいない人に比べて、肝臓ガンの発症率に差異はほとんどありませんでした。

大阪府立医大の研究でも、C型肝炎ウイルスの陽性だった人を追跡調査したところ、コーヒーを飲む人と飲まない人で肝臓ガンの発症率に大きな差があることが分かりました。コーヒーの抗ウイルス作用によって、C型肝炎が肝臓ガンに進展するのを防いでいることが明らかになりました。

コーヒーを飲んでいるとアルコール性肝硬変になる率も下がる、という疫学調査の結果もあります。まさしくコーヒーは、肝臓病の特効薬といえるでしょう。また２００５年に国立がんセンターから「コーヒーは肝臓ガンを予防する」という論文が発表されています。さらにその後の研究で、効果の半分以上はカフェインによるものだと分かりました。

カフェインには神経細胞の保護作用もありますから、ダメージを受けた神経細胞を修復する効果もあります。

さらにコーヒーには、ドーパミン神経を破壊するＭＡＯ《マオ》－Ｂ《ビー》という神経毒を解毒する「ノルハーマン」という化合物も含まれていて、カフェインとの相乗作用でパーキンソン病やアルツハイマー病を予防すると考えられています。

またクロロゲン酸は、体内でカフェー酸に変わって糖の吸収を遅くすることで、食後の高血糖（血糖スパイク）を防ぐ働きがあります。クロロゲン酸は浅煎りのほうが多く含まれていますから、血糖値が気になる人は食後に浅煎りコーヒーを飲むとよいでしょう。ちなみに緑茶には、食後の高血糖を防ぐ効果はありません。

コーヒーは、糖尿病の予防にも効果的です。

フィンランド国立衛生研究所が35歳から64歳の健康な男女、１万４６００人を対象に12年間、追跡調査した結果、「コーヒーを飲む量が多い人ほど、２型糖尿病にかかる危険が小さくなる」と発表しています。

アメリカのハーバード大学の研究チームが12万５０００人以上を対象に12〜18年間にわたって追跡調査した調査でも、「一日にコーヒーを６杯以上飲む人は、コーヒーを飲まない人に比べて、糖尿病になる確率が男性で半減、女性は30パーセント減った」と発表しています。

このようなコーヒーの糖尿病予防効果は、クロロゲン酸の糖の吸収を遅くする作用に加えて、カフェインによる強力な抗炎症作用によってインスリンを分泌するすい臓を守るからだといわれています。

コーヒーは、神経を守り、肝臓やすい臓を守り、抗炎症作用と抗ウイルス作用によって病気にかかりにくくする、まさに「百薬の長」といえるのです。

抗酸化力が高いルイボスティ

お子様やカフェインが苦手な方にオススメなのが、ルイボスティです。

ルイボスは、南アフリカ共和国の高山で採れる薬草です。

ルイボスは現地語で「赤い」という意味で、そのお茶はきわめて抗酸化力が高いのが特徴です。

ルイボスティは、亜鉛をはじめマグネシウムやカリウムなどといったミネラルが豊富で、ケルセチンというポリフェノールも多く含まれています。そのため、美容やアンチエイジングに効果的なドリンクとして知られています。

残念なことに日本で市販されているルイボスティの多くは、検疫で大量の農薬を噴霧されることで抗酸化成分や風味が損なわれてしまいます。そのため検疫後に、食品添加物で風味や色を補ってから出荷されているのです。検疫で農薬が噴霧されていないルイボスティなら本来の味と風味が味わえて、栄養も豊富です。

あとがき

この本の原稿を書き終えて間もなく、52歳の男性が来院されました。その男性は一年ほど前にある日突然、食後に全身に蕁麻疹《じんましん》が出るようになり、いくつかの病院で検査しても原因が不明で「治しようがない」と言われました。それで知人からの情報からリーキーガットに違いないと判断した、ということでした。１００キロを超える肥満体で、大きな発疹が身体中に出ていました。また過敏性腸症候群とも診断されていたようで、医者からは大腸を全摘出することを勧められていました。

食事をお聞きして、原因は小麦と豆乳であることが分かりました。大学時代からパンとパスタの食事が増え、それからどんどん体重が増えていったといいます。そして40代から、夜寝る前に豆乳を1リットル飲むようになったといいます。

そこでパンとパスタをご飯に変えて、豆乳は止めてもらいました。施術で腹部の硬い箇所をゆるめ、私が開発したサプリメントも飲んでいただきました。するとたった3週間で、蕁麻疹が9割ほども軽減して、お腹周りも10センチほど減りました。体調が良くなったと実感できるまで最低2ヵ月はかかるだろうと予想していましたので、この激変には大変驚かされました。もちろん本人も驚いていました。

このように良くなる方に共通しているのは、「悪いと知ったらすぐに変える」ことができることです。

リーキーガットの原因食品をできるだけ控えて、ディフェンシブフードの食生活に変えるだけでリーキーガットが徐々に改善していき、それによって自律神経のバランスが整い、様々な症状が軽減していくのです。

食事を改善するだけでは不安という方は、私の整体院にお越しになるとよいでしょう。私の整体院では、胃腸の機能を改善する施術を行っていますし、独自に開発したサプリメントも販売しています。

またアレルギーに関しては『アレルギーは、皮膚と腸のバリアを強化すれば治る！』（あかつき身体文学舎）、肥満と糖尿病については『お腹のぜい肉をなくす食事』（文芸社）に書いています。興味のある方は、ぜひ読んでみてください。

YouTube「体質研究所チャンネル」で、体質改善に役立つ情報を発信していますので、ぜひご覧ください。

また、noteでも体質改善のヒントを発信していますので、興味があればお読みください。

YouTube チャンネル
体質研究所
QR コード

note
リーキーガット症候群解消法
QR コード

note
体質改善コンサルタント
QR コード

最後に、本書の出版のチャンスを与えていただいた鳥影社の百瀬精一社長と、煩雑な編集や校正をしていただいた北澤晋一郎氏ほか鳥影社のスタッフの皆様に心よりお礼申し上げます。

参考文献

第一章

『アレルギー医療革命——花粉症も食物アレルギーも治せる時代に！』ＮＨＫスペシャル取材班（文藝春秋）

第二章

『炎症は万病の元——生活習慣病の真実、医療の現実』金子義保著（中央公論新社）
『間違いだらけの食事健康法——現代人が「慢性病」を抱えた理由』崎谷博征著（技術評論社）

第三章

"*The Plant Paradox*" Steven R. Gandry, MD (Harper Wave)
『レクチン第二版——歴史、構造・機能から応用まで』Nathan Sharon/Halina Lis著　山本一夫・小浪悠紀子訳（シュプリンガー・フェアラーク東京）

『ご飯は半分にして肉でやせる　肉食健康ダイエット』荒木　裕著（草思社）
『身近にある毒植物たち――〝知らなかった〟ではすまされない雑草、野菜、草花の恐るべき仕組み』森　昭彦著（サイエンス・アイ新書）
『遺伝子組み換え食品の真実』アンディ・リーズ著　白井和宏訳（白水社）
『「いつものパン」があなたを殺す――脳を一生、老化させない食事』デイビット・パールマター著　白澤卓二訳（三笠書房）
『１００歳まで長生きできるコレステロール革命』大櫛陽一著（永岡書店）
「ダイヤモンド　オンライン」https://diamond.jp/articles/-/185365?display=b

第四章

『小腸を強くすれば病気にならない――今、日本人に忍び寄る「ＳＩＢＯ」から身を守れ！』江田　証著（インプレス）
"*The Complete Low-FODMAP Diet*" Sue Shepherd, PhD and Peter Gibson, MD (The Experiment)
"*Fast Tract Digestion-IBS*" Norman Robillard, Ph.D. (Self Health Publishing)

"Fast Tract Digestion-Heartburn" Norman Robillard, Ph.D. (Self Health Publishing)

第五章

『フルーツをやめれば、健康になる――誰もいわなかった肥満と健康の新常識』栗原　敦著（学研）

『「糖」が解き明かす人類進化の謎――なぜヒトの脳は大きくなったのか』林　俊郎著（日本評論社）

『野菜が糖尿病をひきおこす!?』河野武平著（宝島社新書）

第六章

『健康食品　中毒百科』内藤裕史著（丸善）

『闘う微生物――抗生物質と農薬の濫用から人体を守る』エミリー・モノッソン著　小山重郎訳（築地書館）

『世界史を変えた薬』佐藤健太郎著（講談社現代新書）

第七章

『火の賜物――ヒトは料理で進化した』リチャード・ランガム著　依田卓巳訳（NTT出版）
『食と健康の一億年史』スティーブン・レ著　大沢章子訳（亜紀書房）
『一流アスリートの食事――勝負メシの作り方』細野恵美著（三五館）
『ニセ科学を見抜くセンス』左巻健男著（新日本出版社）
『珈琲一杯の薬理学』岡　希太郎著（医薬経済社）

(9) 小原克也ほか。ゲルマニウム長期連用により多彩な症状と腎不全を呈した二症例。日内会誌 1988;77：1704-9
(10) Obara K et al. Germanium poisoning: Clinical symptoms and renal damage caused by longterm intake of germanium. Jpn J Med 1991; 30: 67-72
(11) Uragoda CG. Asthma and other symptoms in cinnamon workers. Br J Ind Med 1984; 41:224-7
(12) Shiota Y et al. Adult respiratory distress syndrome induced by a Chinese medicine, kamishoyosan. Intern Ned 1996; 35:494-6
(13) 遠藤文康ほか。柴胡加龍骨牡蠣湯服用により発症した薬剤性膀胱炎の一例。泌尿器外科 2003;16：726
(14) 針ヶ谷哲也ほか。梔子の副作用と思われる症例について。日本東洋医学雑誌 2004;55（別冊）：205
(15) Evenepoel, P., B. Geypens, A. Luypaerts, M. Hiele, and P. Rutgeerts. 1998. "Digestibility of Cooked and Raw Egg Protein in Humans as Assessed by Stable Isotope Techniques." Journal of Nutrition 128: 1716-1722.

文 献

（1）Zheng et al. 2016. Dietary plant lectins appear to be transported from the gut to gain access to and alter dopaminergic neurons of Caenorhabditis Elegans, a potential etiology of Parkinson's disease. Frontiers in Nutrition3: 7.

（2）Svensson et al. 2015. Vagotomy and subsequent risk of Parkinson's disease. Annals of Neurology78(4):522-529.

（3）ナショナルジオグラフィック「自閉症、腸と脳のつながり明らかに」2014.11.17　https://natgeo.nikkeibp.co.jp

（4）SoySource「腸内環境と心の知られざる関係」2018.1.12　https://www.soysource.net

（5）Farmer, Adam D., et al. “Caecal pH is a biomarker of excessive colonic fermentation.” World Journal of Gastroenterology: WJG 20.17 (2014): 5000.

（6）Amit H. Sachdev and Mark Pimentel. “Gastrointestinal bacterial overgrowth: pathogenesis and clinical significance”

（7）J. Suez, et al. “Artificial Sweeteners Induce Glucose Intolerance by Altering the Gut Microbiota,” Nature 514, no. 7521（2014 年 10 月 9 日）: 181-6.

（8）浅賀知也ほか。運動失調、痴呆を認めたゲルマニウム中毒の一剖検例。共済医報 1991;40(Suppl):117

〈著者紹介〉

松原秀樹（まつばら・ひでき）

体質改善コンサルタント＆整体師。

米国 ISNF 認定サプリメントアドバイザー。合気道 4 段。

アレルギーを治すため 16 歳から自然食をはじめ漢方薬や鍼灸など様々な自然療法を試みたが、胃腸が悪くなり、20 代で背骨の疼痛、低体温、低血圧、貧血などに悩まされるようになった。
30 代後半から欧米の栄養学、生化学、薬理学、自然免疫学などを独学し、48 歳でリーキーガットが万病の根本原因と知る。リーキーガットを治す食事に変えてアレルギーが消失し、胃腸が丈夫になり、50 歳を過ぎてから筋肉が 20 キロも増えた。
体質研究所主宰。桜ヶ丘整体院院長。
著書に
「リーキーガット解消法」（日貿出版社）
「首をゆるめて自律神経を整える！」（知道出版）
「アレルギーは皮膚と腸のバリアを強化すれば治る」（あかつき身体文学舎）
「お腹のぜい肉をなくす食事」（文芸社）
ほか多数。
YouTube「体質研究所チャンネル」で、体質改善に役立つ情報を発信している。
体質研究所：http://www.taishitsuken.com

自律神経を整える食事
胃腸にやさしい
ディフェンシブフード

2019年 6月 9日初版第1刷発行
2022年 3月30日初版第2刷発行
著　者　松原秀樹
発行者　百瀬精一
発行所　鳥影社 (choeisha.com)
〒160-0023 東京都新宿区西新宿3-5-12トーカン新宿7F
電話 03-5948-6470, FAX 0120-586-771
〒392-0012 長野県諏訪市四賀229-1(本社・編集室)
電話 0266-53-2903, FAX 0266-58-6771
印刷・製本　シナノ印刷

ISBN978-4-86265-748-0 C0095